U0397104

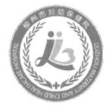 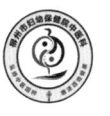

孕中、产时、产后全方面中医调护指导

孕产妇的中医 调护手册

来玉芹　曾定元　　主编
李晶晶　郭钦源

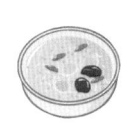 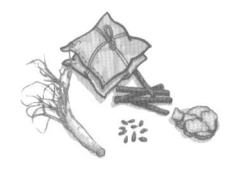 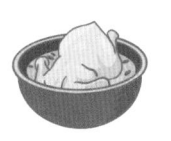

广西科学技术出版社

·南宁·

图书在版编目（CIP）数据

孕产妇的中医调护手册 / 来玉芹等主编 .—南宁：
广西科学技术出版社，2024.8
ISBN 978-7-5551-2093-3

Ⅰ.①孕… Ⅱ.①来… Ⅲ.①孕妇—养生（中医）—手
册 ②产妇—养生（中医）—手册 Ⅳ.①R271.4-62

中国国家版本馆CIP数据核字（2023）第224108号

YUNCHANFU DE ZHONGYI TIAOHU SHOUCE

孕产妇的中医调护手册

来玉芹　曾定元　李晶晶　郭钦源　主编

责任编辑：李　媛　　　　　　　　　装帧设计：韦娇林
助理编辑：李维英　　　　　　　　　责任印制：陆　弟
责任校对：冯　靖

出 版 人：岑　刚
出版发行：广西科学技术出版社
社　　址：广西南宁市东葛路 66 号　　　邮政编码：530023
网　　址：http://www.gxkjs.com

印　　刷：广西雅图盛印务有限公司

开　　本：890 mm×1240 mm　　1/32
字　　数：105 千字　　　　　　　　　印　　张：4
版　　次：2024 年 8 月第 1 版
印　　次：2024 年 8 月第 1 次印刷
书　　号：ISBN 978-7-5551-2093-3
定　　价：48.00 元

《孕产妇的中医调护手册》编委会

主　编： 来玉芹　曾定元　李晶晶　郭钦源

副主编： 黄　菊　韦秀玉　刘　妍　覃周韦

编　者（按姓氏笔画排序）：

韦　林（柳州市妇幼保健院）

韦玉竹（柳州市妇幼保健院）

韦秀玉（广州市妇女儿童医疗中心柳州医院）

韦媛媛（柳州市妇幼保健院）

牛　聪（柳州市妇幼保健院）

刘　帅（柳州市妇幼保健院）

刘　妍（柳州市妇幼保健院）

刘果果［柳州市中医医院（柳州市壮医医院）］

李华霞（柳州市妇幼保健院）

李晶晶（柳州市妇幼保健院）

来玉芹（柳州市妇幼保健院）

张静敏（广西中医药大学附属瑞康医院）

林永秀（柳州市妇幼保健院）

郝原青（柳州市妇幼保健院）

莫小琴（柳州市妇幼保健院）

凌　沛（柳州市妇幼保健院）

郭钦源（柳州市妇幼保健院）

黄　菊（柳州市妇幼保健院）

黄文凤（广州市妇女儿童医疗中心柳州医院）

梁冠霜（广州市妇女儿童医疗中心柳州医院）

蒋　娟（柳州市妇幼保健院）

覃周韦（柳州市妇幼保健院）

曾定元（柳州市妇幼保健院）

谢秀梅（柳州市妇幼保健院）

谢群和（柳州市妇幼保健院）

薛　丹（柳州市妇幼保健院）

目 录

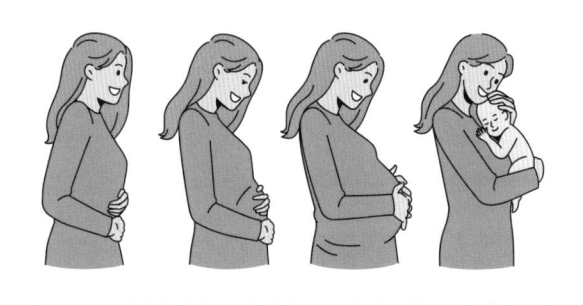

第一章

孕产妇中医调护常识

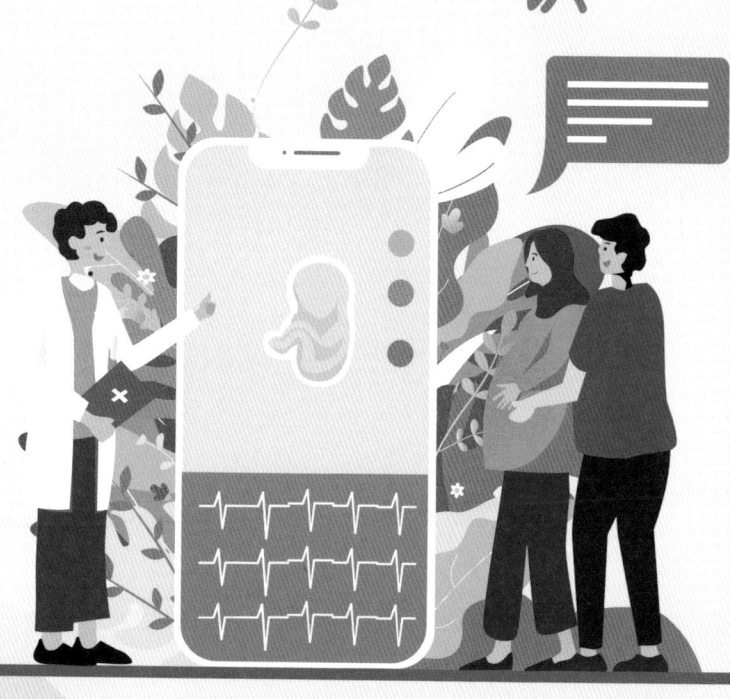

一、药膳常识

（一）药膳历史

中国药膳，源于古代。药膳又称食疗，与其他疗法并驾齐驱，既可照顾胃气，调理脾胃，加强营养的吸收，调整身体机能，以增强机体抗病能力，从而达到治病的目的，又能发挥保健强身、抗病防老、增强免疫功能的作用。

饮食疗法历史源远流长，早在周秦时期，滋补药膳就为宫廷御用。《黄帝内经》早就提出五味与五脏的关系。五味指酸、苦、甘、辛、咸等五种味道。《素问·六节藏象论》说："天食人以五气，地食人以五味，……五味入口，藏于肠胃，味有所藏，以养五气，气和而生，津液相成，神乃自生。"食同"饲"，有饲养之意。这里说的是天供给人五气，地供给人五味。五味进入口中，贮藏在肠胃，经过消化吸收，食物五味中精纯微小的部分注入至五脏，以滋养五脏之气，脏气充盈而有了生化机能，津液随之生成，神气也就在此基础上自然产生了，这也说明了五味就是各种食物的分类简称和五味的作用。

《素问·藏气法时论》中说道，肝对应的颜色是青色，适宜食用甘甜味的食物，如粳米、牛肉、枣、葵。因为肝苦于急，急食甘以缓之。心对应的颜色是红色，适宜食用酸味的食物，如李子、韭菜。因为心苦于缓，宜食酸物收之。肺对应的颜色是白色，适宜食用苦味的食物，如小麦、羊肉、杏、薤（根白如小蒜，似韭而无实）。因为肺苦于气上逆，宜食苦物泄之。脾对应的颜色是黄色，适宜食用咸味的食物，如大豆、猪肉、栗、豆叶。因为脾贵在平和，为土，苦于干枯、坚硬，咸能润下、软坚。肾对应的颜色是黑色，适宜食用辛味的食物，如黄黍、鸡肉、桃、葱。因为肾苦于燥，宜食辛物润之。上述这些食物，就可以分别治疗心、肝、脾、肺、肾的疾病。《周礼》载有"以五味五谷五药养其病"，即饮食和药物可以共同调理治疗疾病。古人根据食物的营养价值和性味功能，因人而异，合理地选择和摄取食物，同时对各种食物的搭配食用也很讲究。如《素问·藏气法时论》强调："五谷为养，五果为助，五畜为益，五菜为充，气味合而服之，以补精益气。"其中说到的"五谷"是植物的种子，物之精华也，是最基础的食材，也是推动人体健康的生命源泉，多食可以养生；"五果"是水果，辅助食材，可促进消化，但多食易生湿；"五畜"是肉食，增益食材，可补益精血，但多食滋腻伐胃；"五菜"是蔬菜，补充食材，可疏通气血，但多食清利。中医的饮食观强调食材的特性应与人体体质特点相结合，才能达到补精益气的效果。根据这个原则，一份理想的膳食是以谷类（豆类）为主食，畜类为副食，同时还需要蔬菜来充实，以果品来辅助，这就是现代营养学完全膳食的基本搭配。

（二）药膳常用药物

1. 粮食类

（1）粳米

性味归经：甘，平，归脾、胃、肺经。

功效：健脾益气、和胃除烦、止泻止痢。

主治：脾胃气虚、食少纳呆、倦怠乏力、心烦口渴、泻下痢疾。

（2）薏苡仁（薏米）

性味归经：甘、淡，凉，归脾、胃、肺经。

功效：利水渗湿、健脾止泻、祛湿除痹、清热排脓。

主治：小便不利、水肿、脚气、脾虚泄泻、风湿痹痛、筋脉挛急、肺痈、肠痈。

（3）赤小豆

性味归经：甘、酸，平，归心、小肠经。

功效：利水消肿、解毒排脓。

主治：水肿胀满、脚气浮肿、热毒疮痈、疟腮、丹毒、湿热黄疸。

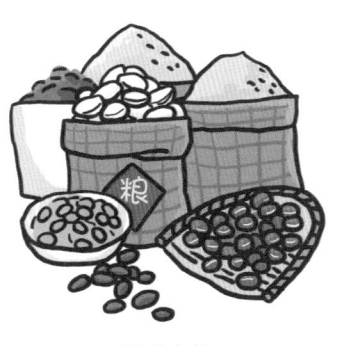

五谷杂粮

（4）大豆

性味归经：甘，平，归脾、胃、大肠经。

功效：宽中导滞、健脾利水、解毒消肿。

主治：食滞泻痢、腹胀纳呆、疮痈肿毒、脾虚水肿、外伤出血。

（5）黑豆

性味归经：甘，平，归脾、肾经。

功效：活血利水、祛风解毒、健脾益肾。

主治：水肿胀满、风毒脚气、黄疸浮肿、肾虚腰痛、遗尿、风痹痉挛、产后风痉、口噤、痈肿疮毒。

2. 食用菌类

（1）香菇

性味归经：甘，平，归肝、胃经。

功效：扶正补虚、健脾开胃、祛风透疹、化痰理气、解毒、抗癌。

主治：正气衰弱、神倦乏力、纳呆、消化不良、盗汗、小便不禁、水肿等。

（2）银耳

性味归经：甘、淡，平，归肺、胃、肾经。

功效：滋补生津、润肺养胃。

主治：虚劳咳嗽、痰中带血、津少口渴、病后体虚、气短乏力。

（3）木耳

性味归经：甘，平，归肺、脾、大肠、肝经。

功效：补气养血、润肺止咳、止血、降压、抗癌。

主治：气虚血亏、肺虚久咳、咳血、血痢、痔疮出血、妇女崩漏、高血压、眼底出血、子宫颈癌、阴道癌、跌打伤痛。

3. 果品类

（1）大枣

性味归经：甘，温，归脾、胃、心经。

功效：补中益气、养血安神、缓和药性。

主治：脾胃虚弱、食少便溏、血虚萎黄、妇女脏躁。

（2）龙眼肉

性味归经：甘，温，归心、脾经。

功效：补心脾、益气血。

主治：惊悸失眠、面色萎黄、少气乏力。

4. 动物类

（1）猪肝

性味归经：甘、苦，温，归脾、胃、肝经。

功效：养肝明目、补气健脾。

主治：肝虚目昏、夜盲、脾胃虚弱、小儿疳积、脚气浮肿、水肿、久痢脱肛、带下。

（2）燕窝

性味归经：甘，平，归肺经。

功效：养阴润肺、益气和中。

主治：肺阴虚咳嗽、咳血、脾胃虚弱、身体虚弱。

（3）雪蛤

性味归经：甘，平，归肝、肺、肾经。

功效：补肾益精、养阴润肺、壮阳健体。

主治：身体虚弱、病后失调、神疲乏力、肾亏精神不足、心悸失眠、盗汗不止、痨嗽咳血。

（4）花胶

性味归经：甘，平，归肾、肝经。

功效：补肾益精、平肝熄风、调经止血、抗癌。

主治：肾虚遗精、产后风痉、破伤风、吐血、崩漏、创伤出血、眩晕心悸、肺燥咳嗽、痨嗽咳血等。

5. 调味品类

（1）生姜

性味归经：辛，微温，归肺、脾经。

功效：发汗解表、温中止呕、温肺止咳。

主治：风寒表证、胃寒呕吐、风寒咳嗽。

（2）肉桂

性味归经：辛、甘，大热，归脾、心、肝、肾经。

功效：温脾胃、暖肝肾、祛寒止痛、散寒消肿。

主治：脘腹冷痛、呕吐泄泻、腰膝酸冷、寒疝腹痛、寒湿痹痛、瘀滞痛经、血痢、肠风、跌打肿痛等。

（3）小茴香

性味归经：甘、辛，温，归肝、肾、膀胱、胃经。

功效：温肾暖肝、行气止痛、和胃。

主治：寒疝腹痛、睾丸偏坠、脘腹冷痛、食少吐泻、胁痛、肾虚腰痛、痛经。

（4）花椒

性味归经：辛，温，有小毒，归脾、胃、肾经。

功效：温中止痛、除湿止泻、杀虫止痒。

主治：脾胃虚寒之脘腹冷痛、蛔虫腹痛、呕吐泄泻、肺寒咳喘、龋齿牙痛、阴痒带下、湿疹皮肤瘙痒。

（5）红糖

性味归经：甘，温，归脾、胃、肝经。

功效：益气养血、健脾暖胃、祛风散寒、活血化瘀。

主治：脾胃虚弱所致腹痛、呕吐、胃寒作痛，血瘀所致月经不调、产后恶露不尽，风寒感冒等。

6. 药物类

（1）人参

性味归经：甘、微苦，微温，归心、脾、肺经。

功效：大补元气、固脱生津、安神益智。

主治：劳伤虚损、久虚不复、一切气血津液不足之证。

（2）党参

性味归经：甘，平，归脾、肺经。

功效：补中益气、养血生津。

主治：脾胃虚弱、食少便溏，及多种原因引起的气虚体弱证。

（3）黄芪

性味归经：甘，微温，归脾、肺经。

功效：补气升阳、益卫固表、托毒生肌、利水退肿。

主治：脾肺气虚所致的神倦乏力、食少便溏、气短懒言、表虚自汗，脾阳不升、中气下陷的内脏下垂，气虚、水湿失运的浮肿、小便不利及气血不足。

（4）白术

性味归经：苦、甘，温，归脾、胃经。

功效：补气健脾、燥湿利水、止汗、安胎。

主治：脾胃气虚、运化无力、食少便溏、脘腹胀满、肢软神疲、肌表不固的汗多、胎动不安等。

（5）当归

性味归经：甘、辛，温，归肝、心、脾经。

功效：补血、活血、止痛、润肠。

主治：心肝血虚所致眩晕心悸、面色萎黄；血虚或血虚而兼有瘀滞所致的胎萎不长、胎动不安。

（6）山药

性味归经：甘，平，归脾、肺、肾经。

功效：益气养阴、补益脾肺、补肾涩精。

主治：脾虚食少、大便溏泄、肺虚咳喘、遗精尿频、阴虚消渴。

（7）北沙参

性味归经：甘，微寒，归肺、胃经。

功效：清肺养阴、益胃生津。

主治：肺阴虚的燥热咳嗽，脾胃虚弱之咽干口燥、舌红少津、食不饥者。

（8）麦冬

性味归经：甘、微苦，微寒，归肺、心、胃经。

功效：润肺养阴、益胃生津、清心除烦。

主治：肺阴不足而有燥热的干咳痰黏、胃阴虚或热伤胃阴的口渴咽干、大便燥结、心阴虚的心烦不眠等。

（9）百合

性味归经：甘，微寒，归肺、心经。

功效：润肺止咳、清心安神。

主治：肺阴虚的燥热咳嗽及劳嗽久咳、虚烦惊悸、失眠多梦等。

（10）枸杞子

性味归经：甘，平，归肝、肾、肺经。

功效：滋补肝肾、明目、润肺。

主治：肝肾不足所致腰酸膝软、头晕目眩、视力减退等。

（11）砂仁

性味归经：辛，温，归脾、胃经。

功效：消食健脾、行气化湿、温胃止泻、温中止呕、安胎。

主治：脘腹胀痛、食欲不振、恶心呕吐、胎动不安等。

（12）陈皮

性味归经：辛、苦，温，归脾、肺经。

功效：行气健脾、燥湿化痰、降逆止呕。

主治：脘腹胀满、嗳气、呕吐、咳嗽、痰多等。

（13）紫苏

性味归经：辛，温，归肺、脾、胃经。

功效：散寒解表、行气和中、安胎、解鱼蟹毒。

主治：风寒表证见咳嗽痰多，以及恶心呕吐、胎动不安、妊娠恶阻等。

（14）杜仲

性味归经：甘、微辛，温，归肝、肾经。

功效：补肝肾、强筋骨、安胎。

主治：肝肾不足导致的腰膝酸软、尿频、胎动不安、习惯性流产等。

（15）茯苓

性味归经：甘、淡，平，归心、脾、肺、肾经。

功效：利水渗湿、健脾和胃、宁心安神。

主治：小便不利、水肿胀满、呕吐、脾虚食少、泄泻、失眠健忘等。

（16）阿胶

性味归经：甘，平，归肝、肺、肾经。

功效：补血、止血、滋阴、润燥。

主治：贫血、心悸、便血、胎动不安、产后血虚、阴虚心烦失眠等。

（17）莲子

性味归经：甘、涩，平，归心、脾、肾经。

功效：补脾止泻、益肾固精、养心安神。

主治：脾虚所致的久泄久痢，肾虚所致的胎动不安、滑胎、失眠等。

（18）益母草

性味归经：苦、辛，微寒，归肝、膀胱、心包经。

功效：活血调经、利水消肿、清热解毒。

主治：胎漏难产、胞衣不下、产后血晕、瘀血腹痛、小便不利、水肿等。

（19）桑寄生

性味归经：苦、甘，平，归肝、肾经。

功效：祛风湿、补肝肾、强筋骨、安胎。

主治：风湿痹痛、腰膝酸软、胎漏下血、胎动不安。

（20）续断

性味归经：苦、辛，微温，归肝、肾经。

功效：补肝肾、行血脉、续筋骨。

主治：腰膝酸软、风湿痹痛、跌扑损伤、骨折肿痛。

（21）苎麻根

性味归经：甘，寒，归心、肝经。

功效：凉血止血、清热安胎、利水解毒。

主治：血热出血证、血热胎漏、胎动不安、热淋涩痛、痈肿疮毒。

（22）竹茹

性味归经：甘，微寒，归肺、胃、心、胆经。

功效：清热化痰、除烦、止呕。

主治：痰热咳嗽、烦热失眠、胃热呕吐、血热吐衄。

（23）熟地黄

性味归经：甘，微温，归肝、肾经。

功效：补血滋阴、益精填髓。

主治：血虚萎黄、眩晕心悸、月经不调、潮热盗汗、消渴、腰酸耳鸣。

（24）白芍

性味归经：苦、酸，微寒，归肝、脾经。

功效：养血敛阴、柔肝止痛、平抑肝阳。

主治：月经不调、崩漏、虚汗、脘腹急痛、胁肋疼痛、四肢挛痛、头痛眩晕。

（25）川芎

性味归经：辛，温，归肝、胆、心包经。

功效：活血行气、祛风止痛。

主治：月经不调、胁痛、胸痹、疮疡肿痛、跌打损伤、头痛、风湿痹痛。

（26）甘草

性味归经：甘，平，归心、脾、肺、胃经。

功效：补脾益气、润肺止咳、清热解毒、缓急止痛、缓和药性。

主治：脾胃虚弱、气短乏力、心悸怔忡、咳嗽痰少、热毒疮疡、药食中毒、脘腹急痛、四肢挛痛。

（27）红参

性味归经：甘、微苦，微温，归脾、肺、心、肾经。

功效：大补元气、补脾益肺、生津止咳、安神益智。

主治：体虚欲脱，脉微欲绝，脾气虚弱的食欲不振、呕吐泄泻，肺气虚弱的气短喘促、脉虚自汗，热病伤津的口渴、消渴证，心神不安，失眠多梦，惊悸健忘。

（28）冬虫夏草

性味归经：甘，平，归肺、肾经。

功效：保肺气、实腠理、补肾益精、益肾壮阳、补肺平喘、止血化痰。

主治：肺虚所致咳喘、劳嗽痰血、自汗、盗汗，肾亏所致阳痿遗精、腰膝酸痛。

二、饮食禁忌

（一）妊娠饮食禁忌

妊娠期间，母体对营养的需求增加，应根据不同孕期的营养需求制订营养计划表，补充所需营养，以促进胎儿健康成长。唐代医圣孙思邈在《千金要方·养胎论》中就指出："旧说凡受胎三月，逐物变化，禀质未定。"怀孕期间，尤其孕期的前 3 个月是胎儿的各个脏器发育的重要阶段，饮食不当会对母体和胎儿造成不良影响，严重者可导致胎儿发育停止、胎儿发育畸形、流产，故孕期要适当"忌口"。

1. 孕妇要注意避免或减少食用的食物

（1）螃蟹

螃蟹虽味道鲜美，但性寒凉，有活血祛瘀之功，故对孕妇不利，尤其是蟹爪有明显的堕胎作用。

（2）甲鱼

甲鱼虽然具有滋阴益肾的功效，但是性味咸寒，有着较强的通血络、散瘀块作用，因而有一定的堕胎作用，尤其是鳖甲的堕胎之力比鳖肉更强。

（3）薏苡仁

薏苡仁是一种药食同源之物，中医认为其质滑利。药理实验证明，薏苡仁对子宫平滑肌有兴奋作用，可促使子宫收缩，因而有诱发流产的可能。

（4）马齿苋

马齿苋既可作为草药使用，又可作为菜品食用，其药性寒凉而滑利。实验证明，马齿苋汁对于子宫有明显的兴奋作用，能使子宫收缩次数增多、强度增大，容易造成流产。

（5）山楂

孕妇较喜欢吃酸味食品，山楂便成了首选果品。但山楂对子宫有兴奋作用，孕妇过食可使子宫收缩，导致流产的可能，故应少吃。

（6）菠菜

菠菜一直被人们认为含有丰富的铁元素，具有补血功能，所以经常被当作孕期预防贫血的佳蔬。但其实菠菜中铁含量并不高，而且含有大量草酸，草酸可影响锌、钙的吸收。因此，孕妇长期大量食用菠菜可能会导致体内锌、钙的含量减少，影响胎儿的生长发育。

（7）猪肝

现代牲畜的饲料中可能添加了催肥剂，其中维生素 A 含量较高，致使动物肝脏中大量蓄积维生素 A。孕妇过食猪肝，易导致过量的维生素 A 进入体内，对胎儿发育危害较大，甚至会致畸。

（8）油条

油条在制作过程中添加明矾，明矾含铝，铝可通过胎盘侵入胎儿大脑，影响其智力发育，因此孕期尽量少吃或不吃油条。

（9）久存的土豆

土豆中含有生物碱，土豆存得越久，其生物碱含量越高。过多食用这种土豆，可影响胎儿正常发育，导致胎儿畸形。

（10）罐头食品

罐头食品在制作过程中都会加入一定量的添加剂，如人工合成色素、香精、防腐剂等。尽管这些添加剂对健康成人影响不大，但孕妇食入过多则对健康不利。另外，罐头食品营养价值并不高，因为经高温处理后，食物中的维生素和其他营养成分都已受到一定程度的破坏。

（11）腌制食物

榨菜、腊肉、腊肠、咸鱼、酸菜、豆腐乳等腌制食品的维生素 C 已被大量破坏，大量食用腌制食品，人体容易出现维生素 C 缺乏和结石。同时，腌制类肉食中含有较多的亚硝酸胺，有诱发胃癌的风险，可导致胎儿畸变。此外，腌制食品中多有钠盐超标，经常进食易加重肾脏负担，增加高血压风险。

（12）高糖食物

甜食、巧克力、糖类等在体内代谢时会消耗大量的钙，而孕期钙的缺乏会影响胎儿牙齿、骨骼的发育，同时高糖饮食还增加患妊娠糖尿病的风险。

（13）高脂肪食物

　　孕妇需要适当增加对脂肪的摄入，但不宜长期高脂肪饮食。长期嗜食高脂肪食物，会使大肠内的胆酸和中性胆固醇浓度增加，这些物质的蓄积可诱发结肠癌。同时，高脂肪食物会增加催乳激素的合成，增加患乳腺癌的风险。

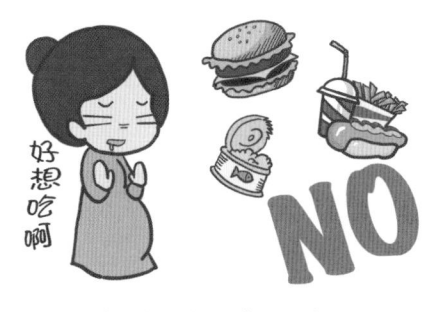

孕期要控制摄入高脂肪食物

（14）热性作料

　　热性作料如八角、花椒、胡椒、桂皮、五香粉等容易消耗肠道水分，使胃肠分泌功能减弱，造成肠道干燥、便秘。发生便秘后，孕妇必然用力屏气解便，使腹压增加，压迫子宫内的胎儿，易造成胎动不安、早产等不良后果。

（15）味精

　　味精的主要成分是谷氨酸钠，血液中的锌与其结合后便会从尿中排出。味精摄入过多会消耗大量的锌，导致孕妇体内缺锌，而锌是胎儿生长发育之必需品，故孕妇要少吃味精。

（16）巧克力

　　过多食用巧克力会使孕妇产生饱腹感，从而影响食欲，其结果是身体发胖，而必需的营养却缺乏。

（17）水果

其实没什么水果孕妇一定不能吃，只是很多水果孕妇一定要少吃，比如西瓜、菠萝、葡萄、猕猴桃等，含糖量都较高，肥胖、有糖尿病家族史的孕妇更应少吃为妙。建议以应季新鲜水果为主。

荔枝、桂圆等热性水果易引起胎热、大便干燥；柿子易引起胃结石；白兰瓜、哈密瓜、桃子易引起腹泻；菠萝蜜、榴莲易引起食欲不振；杨梅易引起胃酸过多，孕妇要慎食；石榴贫血者要少吃；西瓜是利尿剂，容易造成孕妇脱水。

孕妇最好选择如苹果、樱桃、草莓、橘子等性温平和的水果，但要注意不可摄入过量，每天吃水果最好不超过 500 克，患有糖尿病的孕妇摄入量应减半。吃水果的时间以在两顿正餐之间为宜，既适时补充维生素，也不妨碍其他营养的摄入。

（18）浓茶、咖啡和可乐型饮料

孕期饮浓茶，不仅易患缺铁性贫血，影响胎儿的营养物质供应，而且浓茶内含有咖啡因，会增加孕妇的心跳和排尿次数，加重孕妇的心脏和肾脏负担，有损母体和胎儿的健康。

咖啡和可乐的主要成分为咖啡因、可乐定等生物碱。咖啡因和可乐定是一种兴奋中枢神经的药物，会导致中枢神经系统兴奋，表现为躁动不安、呼吸加快、肌肉震颤、心动过速、早搏、失眠、眼花、耳鸣等。胎儿对咖啡因尤为敏感，咖啡因能迅速通过胎盘作用于胎儿，使胎儿受到不良影响。

（19）酒

孕妇过度饮酒可造成胎儿畸形和智力迟钝。

2. 孕期其他饮食注意事项

（1）不宜过量摄入蛋白质

孕妇每日蛋白质的摄入量应为 90 ～ 100 克，蛋白质供应不足易使孕妇体虚，胎儿生长缓慢，产后恢复迟缓，乳汁分泌不足。但长期高蛋白饮食，容易影响孕妇食欲，增加胃肠道负担，引起腹胀、食欲减退、头晕、疲倦等现象。

（2）不宜过度咸食

孕妇过度咸食容易引发妊娠高血压综合征，因此，孕妇每日食盐摄入量应为 6 克左右。

（二）产后饮食禁忌

（1）忌生冷

月子期间的产妇，身体的毛孔都是张开的，多属于内热虚寒的体质，过食生冷食物易导致寒邪乘虚而入，可出现寒凝血瘀等症候。

（2）忌辛辣

刚刚生产的女性，本身就处于气血比较虚弱的状态，饮食宜清淡。月子期间脾胃虚弱，脏腑没有完全恢复，此时过食辛辣食物易刺激肠胃，影响脏腑功能的恢复，可出现产妇恶露不尽等。如为哺乳期妈妈，可能会引起乳汁淤积症或缺乳，导致婴儿出现湿疹和便秘等。

（3）忌咖啡

咖啡中含有咖啡因等成分，对于喜欢喝咖啡的宝妈们来说，在坐月子期间一定要克制。哺乳期妈妈喝了咖啡以后，咖啡中的咖啡因进入乳汁，母乳喂养后，宝宝大概能吸收母亲血液中咖啡因的 6%，一般情况下，几乎不会影响婴儿 24 小时的心率及睡眠。但不同月龄的宝宝对咖啡因的代谢能力存在差异，如早产儿、新生儿在被含有咖啡因的母乳喂养后，可能导致体内积蓄咖啡因，产生不利影响。

但是，哺乳期妈妈并非绝对禁止喝咖啡。美国儿科学学会认为哺乳期妈妈摄入不超过 300 毫克 / 天的咖啡因，对宝宝的影响可以忽略不计。所以进行母乳喂养的妈妈可以放心，但不能任性地喝咖啡，当母亲食用的咖啡因超过 300 毫克 / 天时，会引起宝宝睡眠障碍、情绪失控。

（4）忌大补

很多家属看到宝宝出生后，就迫不及待地给产妇做各种补汤，结果最常见的就是出现乳汁淤堵。正所谓"虚不受补"，所以正常月子期间不建议过于大补，应注意少吃多餐，同时要多吃一些钙含量比较高的食物。

（5）忌回奶

产妇不要吃韭菜、猪肝、巧克力等回奶的食物。

产妇在坐月子期间要科学饮食，每天多样化，不要太单一，应注意营养搭配，可以多吃鱼及绿色蔬菜等。

三、常用穴位

1. 百会穴

出自《针灸甲乙经》。别名"三阳五会"，属督脉。

定位：位于头顶正中线与两耳尖连线的交叉处，穴居颠顶，联系脑部，百脉之会，贯达全身。

功能：升阳固脱、开窍宁神。

主治：头痛、眩晕、休克、高血压、脱肛等。

•百会

百会穴

19

2. 中脘穴

为人体任脉上的主要穴位之一。

定位：在上腹部，当脐中上 4 寸，前正中线上。

功能：和胃健脾、温中化湿。

主治：恶心、反酸、嗳气、慢性胃炎、胃痛、慢性肝炎、辅助消化等。

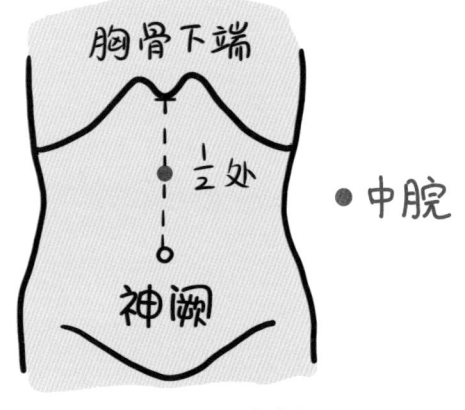

中脘穴

3. 神阙穴

别名脐中、气舍、气合，出自《针灸甲乙经》。

定位：在脐区，脐中央。

功能：温阳救逆、利水固脱。

主治：泄痢、绕脐腹痛、脱肛、五淋等。

操作：禁刺，宜灸。

4. 关元穴

为足三阴、任脉之会，小肠募穴。

定位：在下腹部，前正中线上，脐中下 3 寸。

功能：温阳救逆、利水固脱。

主治：中风脱症、肾虚气喘、遗精、阳痿、疝气、遗尿、淋浊、尿频、尿闭、尿血、腹痛、泄泻、痢疾、尿路感染、月经不调、痛经、经闭、带下、崩漏、子宫脱垂、神经衰弱、晕厥、休克等。

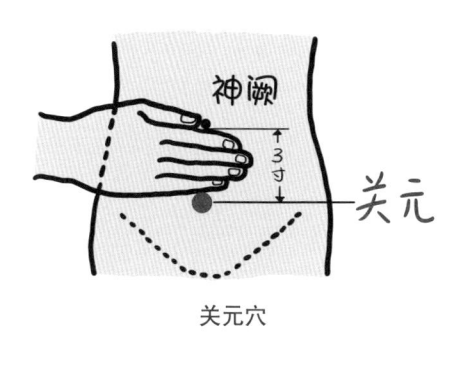

关元穴

5. 气海穴

乃任脉穴位名称，是针灸保健要穴。《铜人腧穴针灸图经》载："气海者，是男子生气之海也。"

定位：下腹正中线脐下 1.5 寸。

功能：补气健脾、调理下焦、培元固本。

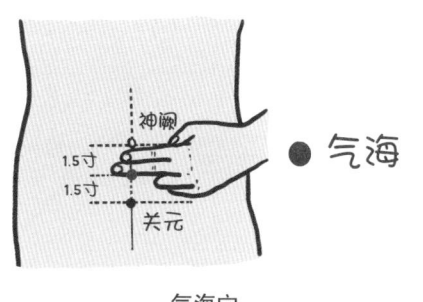

气海穴

主治：虚脱、形体羸瘦、脏气衰惫、乏力等气虚病症；水谷不化、绕脐疼痛、腹泻、痢疾、便秘等肠道病症；小便不利、遗尿、遗精、阳痿、疝气；月经不调、痛经、闭经、崩漏、带下、阴挺、恶露不尽、胞衣不下等妇科病症；水肿鼓胀、脘腹胀满、大便不通、泄痢不禁、癃淋、四肢乏力；腰痛、食欲不振、夜尿症、儿童发育不良等。

6. 中极穴

定位：下腹部，前正中线上，脐下 4 寸。

功能：清热利湿、益肾调经、通阳化气。

主治：小便不利、遗溺不禁、阳痿、早泄、遗精、白浊、疝气偏坠、积聚疼痛、月经不调、阴痛、阴痒、阴挺、痛经、带下、崩漏、产后恶露不止、胞衣不下、水肿。

7. 子宫穴

经外奇穴。

定位：下腹部，脐中下 4 寸，前正中线旁开 3 寸。

功能：调经止带、理气和血。

主治：阴挺、月经不调、痛经、崩漏、不孕等妇科病。

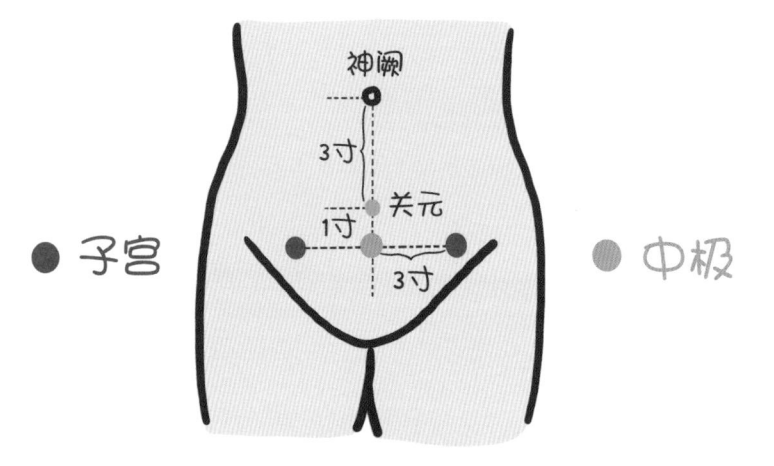

子宫穴和中极穴

8. 足三里穴

保健要穴。

定位：小腿外侧，犊鼻下 3 寸，距胫骨前缘旁开一横指（中指）。

功能：补中益气、通经活络、疏风化湿、扶正祛邪。

主治：胃肠病证、下肢痿痹、神志病、外科疾患、虚劳诸证。

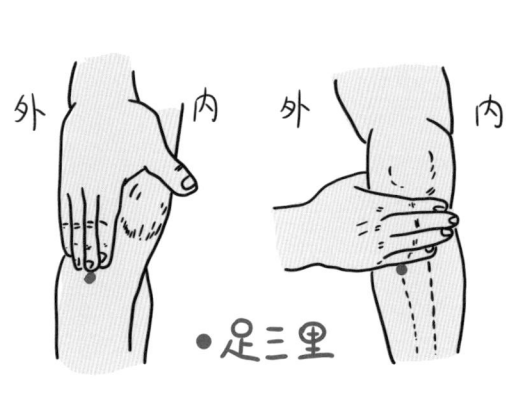

足三里穴

9. 外关穴

乃手少阳三焦经的常用腧穴之一。

定位：位于前臂背侧，在前臂后区，阳池与肘尖的连线上，腕背侧远端横纹上2寸，尺骨与桡骨间隙中点。

功能：疏风清热、活血止痛、通经活络。

主治：头面五官疾患、热病、瘰疬、胁肋痛、上肢痿痹不遂。

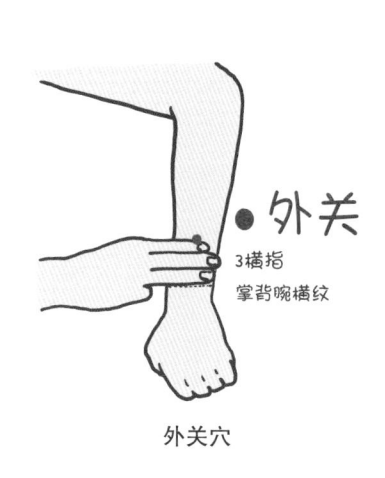

外关穴

10. 内关穴

定位：于前臂掌侧，曲泽与大陵的连线上，腕横纹上2寸，掌长肌腱与桡侧腕屈肌腱之间。

功能：宁心安神、理气止痛。

主治：心胸病证、胃疾、神志病证、上肢痹痛、偏瘫、手指麻木等病证。常用于治疗心绞痛、心肌炎、心律不齐、胃炎、癔症等。

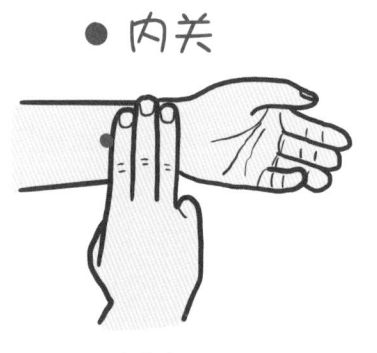

内关穴

11. 合谷穴

定位：在手背，第1、第2掌骨间，第2掌骨桡侧的中点处。

功能：镇静止痛、通经活络、清热解表。

主治：发热、头痛、目赤肿痛等。

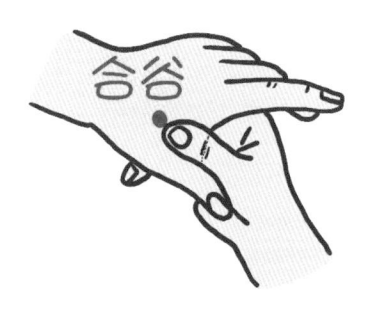

合谷穴

12. 三阴交

足三阴经（肝、脾、肾）的交会穴。

定位：在小腿内侧，当足内踝尖上 3 寸，胫骨内侧缘后方。

功能：健脾益血、调肝补肾。

主治：脾胃虚弱诸证、妇产科病证、生殖泌尿系统疾患、心悸、失眠、高血压、下肢痿痹、阴虚诸证。孕妇禁针。

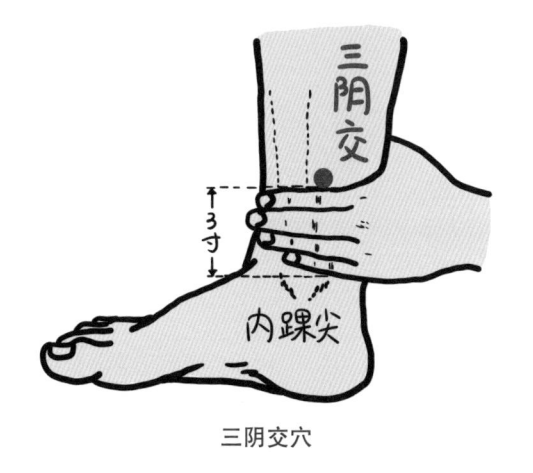

三阴交穴

13. 太溪穴

是足少阴原穴。

定位：位于足内侧，内踝后方与脚跟骨筋腱之间的凹陷处。

功能：滋阴益肾、培土生金。

主治：头痛目眩、咽喉肿痛、齿痛、耳聋、耳鸣、气喘、胸痛、咯血、消渴、月经不调、失眠、健忘、遗精、阳痿、小便频数、腰脊痛、下肢厥冷、内踝肿痛。

14. 照海穴

是八脉交会穴。

定位：在足内侧，内踝尖下方凹陷处。

功能：滋阴调经、息风止痉、利咽安神。

主治：咽喉干燥、痫证、失眠、嗜卧、惊恐不宁、目赤肿痛、月经不调、痛经、赤白带下、阴挺、阴痒、疝气、小便频数、脚气。

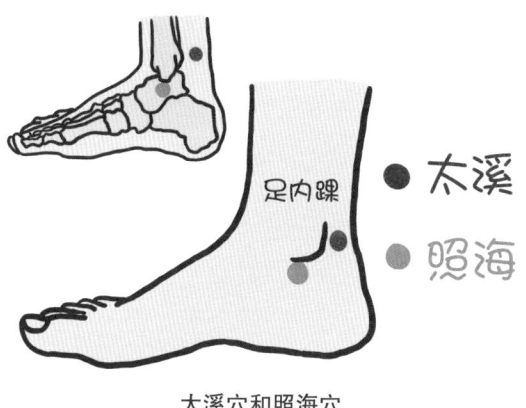

太溪穴和照海穴

15. 太冲穴

属足厥阴肝经。

定位：位于足背，第 1、第 2 跖骨间，跖骨结合部前方凹陷中，或触及动脉波动处。

功能：平肝息风、清热利湿、通络止痛。

主治：中风、眩晕、月经失调、痛经、黄疸、胁痛、癃闭等。

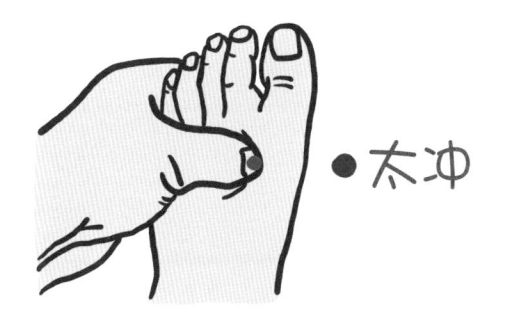

太冲穴

16. 肾俞穴

属足太阳膀胱经。

定位：在第二腰椎棘突旁开 1.5 寸处。

功能：补益肾气。

主治：腰痛、肾病、高血压、低血压、耳鸣、精力减退等。

17. 命门穴

属督脉。

定位：位于第 2、第 3 腰椎棘突间。

功能：培元固本、强健腰膝。

主治：虚损腰痛、遗尿、遗精、阳痿、早泄、赤白带下、月经不调、胎屡坠、汗不出、寒热疟、小儿发痫、胃下垂。

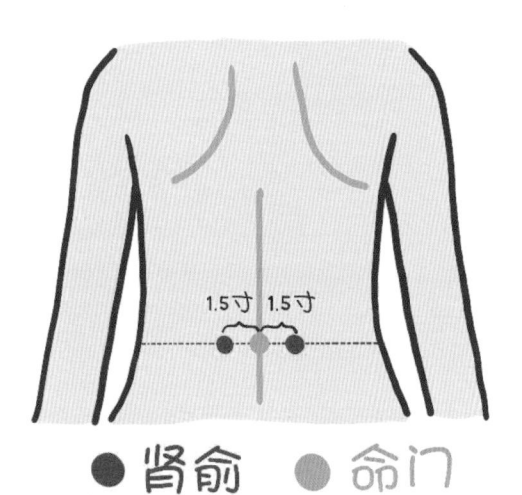

肾俞和命门穴

18. 涌泉穴

定位：在足底部，卷足时足前部凹陷处，约第 2、第 3 趾指缝纹头端与足跟连线的前 1/3 与后 2/3 交点上。

功能：滋阴上承、引火归原。

主治：头顶痛、头晕、眼花、咽喉痛、舌干、失音、小便不利、大便难、小儿惊风、足心热、癫疾、霍乱转筋、昏厥等。

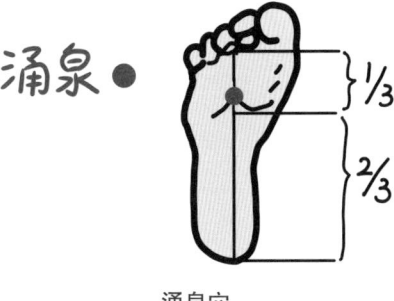

涌泉穴

四、妊娠穴位禁忌

妇女怀孕 3 个月者，不宜针刺小腹部的腧穴；怀孕 3 个月以上者，腹部、腰骶部腧穴也不宜针刺；三阴交、合谷、昆仑、至阴等一些通经活血的腧穴，在怀孕期禁刺。但临床病理状态需治疗时可适当应用。妊娠禁忌慎用穴如下：

①任脉：曲骨、中极、关元、石门、气海、阴交。

②心包经：劳宫。

③胆经：听会、天冲、肩井、阳陵泉。

④督脉：腰阳关、命门、悬枢、脊中、中枢。

⑤肾经：涌泉、然谷、大钟、复溜。

⑥大肠经：合谷、手三里。

⑦小肠经：支正、臑俞。

⑧脾经：大都、三阴交、府舍、腹结。

⑨胃经：地仓、缺盆、滑肉门、厉兑。

⑩三焦经：阳池、天井、膀胱、昆仑、至阳。

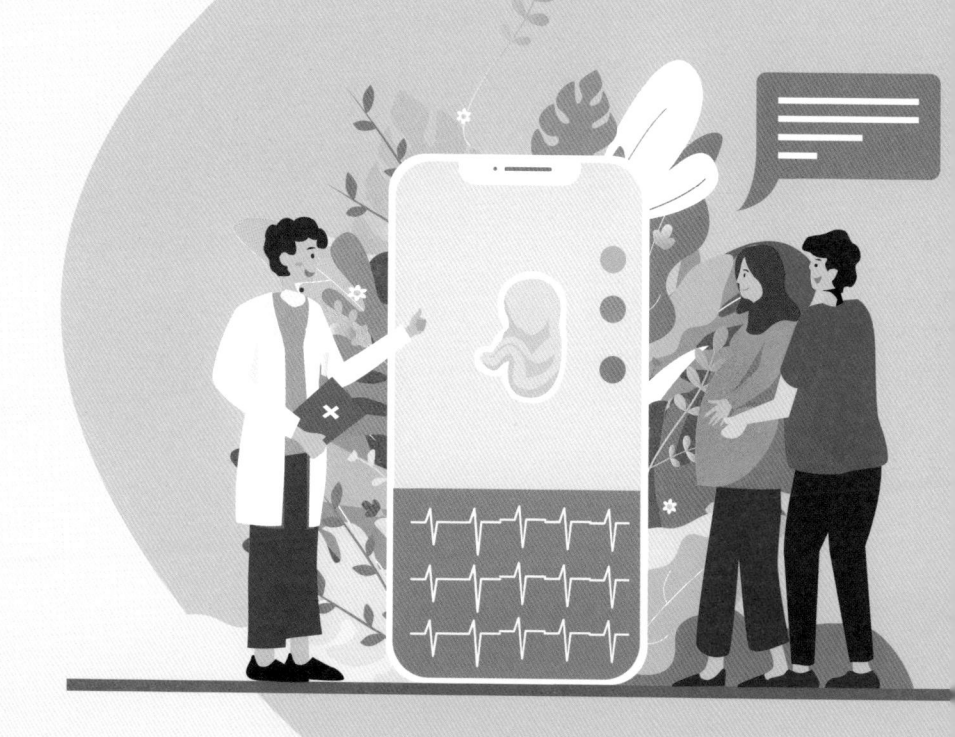

第二章

孕期中医调护

孕育新生儿是每个家庭重要的大事，孩子健康聪慧也是天下父母的共同心愿。现代人讲究优生优育，注重孕期胎教，认为胎儿时期母亲的营养、心理、阅读等都会影响胎儿的发育。其实，胎教不是现代才出现的，在古代，人们也持有类似的主张。中医有不少胎养、胎教的理论和方法，时至今日仍有借鉴价值。

一、普通孕期中医调护

（一）起居

《妇人大全良方》提出"凡妇人妊娠之后以至临月，脏腑壅塞，关节不利，切不可多睡，须时时行步。不宜食黏硬难化之物，不可多饮酒，不可乱服汤药，亦不可妄行针灸。须宽神，减思虑，不得负重或登高涉险。"《产孕集》提出孕期"二不二宜"："不可太逸，逸则气滞；不可太劳，劳则气衰。五月以前宜逸，五月以后宜劳。"

①应避免疲劳，若出现阴道流血需卧床休息。

②禁房事。勿持重涉远，避免跌扑闪挫。

③保持外阴清洁。

④慎起居、避风寒，预防感冒，避免接触有毒药物。

⑤保持大便通畅，大便时不要过于用力，以防止因腹压升高而引起阴道出血。

⑥孕妇居必静处，睡必安稳，动静结合。

（二）饮食

中医十分重视孕妇的饮食调理，如《逐月养胎法》中提出，怀孕早期要"饮食精熟，酸美受御，宜食大麦，无食腥辛"，怀孕中期要"食稻麦，羹牛羊，和以茱萸，调以五味，食甘美"。《万氏妇人科》说："妇人受胎之后，最宜调饮食，淡滋味，避寒暑，常得清纯和平之气，以养其胎，则胎元完固，生子无疾。"《达生编》中归纳了孕妇饮食"三宜三不宜"，即饮食"宜淡泊，不宜肥浓；宜轻清，不宜重浊；宜甘平，不宜辛热。"《胎产心法》曰："胎之所以养，赖母之所嗜，因子母之气呼吸相通，是以胎之肥瘦，在母之素日奉养厚薄何如耳。"这些都说明了胎儿的先天禀赋与母体的饮食习惯和营养状况有很大关系。妊娠期食疗的主要目的是促进胎儿的健康发育、预防妊娠疾病，并助临盆易产。《素问·藏气法时论》主张"五谷为养，五果为助，五畜为益，五菜为充，气味合而服之，以补益精气"，强调多样化饮食，极力反对偏食、偏嗜五味。孕期宜服食物多为饮食清淡、滋养气血之品，所忌食物多可损及母体、有碍胎孕。妊娠期食疗法的主要特点为重视调理气血，多佐以清热类食药。食疗方以补益为主，多配伍简单。

《千金要方》记载："妊娠一月始胚，二月始膏，三月始胞，四月形体成，五月能动，六月筋骨立，七月毛发生，八月脏腑具，九月谷气入胃，十月诸神备，月满即产矣，宜服滑胎药，入月即服。"《千金要方》里曾记载有关"逐月养胎""因时择食"的饮食法，意思是指妇女怀孕后，要注意根据妊娠月份和季节的不同，随时更换食谱。

1. 孕 1 月

"妊娠一月名始胚，饮食精熟，酸美受御，宜食大麦，无食腥辛之物，是谓才贞，……一月之时，血行痞涩，不为力事，寝必安静，无令恐畏。"这时候胚胎刚刚形成，孕妇饮食应稍细、熟烂，在主食上可

孕 1 月

多吃点大麦粉，副食调味方面以酸味为主。孕妇多食喜酸。中医学认为，酸味入肝，能补肝以养胞胎。对于辛辣腥臊的食物宜少食或不食，以免影响胎气。羹汤要熟、热、鲜。同时，应避风寒，适起居。

2. 孕2月

"妊娠二月名始膏，无食辛臊，居必静处，男子勿劳，百节皆痛，是为胎始结。……二月之时，儿精成于胞里，当慎护，勿惊动也。"孕妇早孕反应较严重，为防止呕吐，可以在起床后吃些干食，如烤馒头片、饼干等，不要吃辛辣腥臊的食物，不要吃汤菜或稀粥，晚餐后一般呕吐减

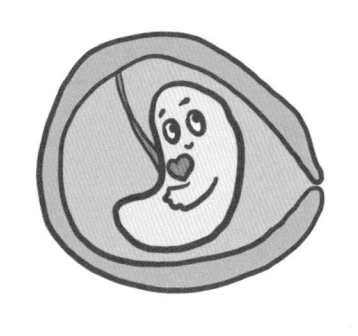

孕2月

轻，因此晚餐可吃得丰盛些。另外，少食多餐或吃清淡可口、少油腻的食物，也有益于防止孕吐。居住的环境要安静，暂时避免房事，否则孕妇以后容易"百节骨间皆病"，也就是说容易留下关节不适的病根。

3. 孕3月

"妊娠三月名始胎"，孕妇易喜易怒，因此，宜调肝养胎。现代营养学认为，为了满足胚胎组织的正常发育，必须保证蛋白质尤其是优质蛋白质的供给。这需要比平时稍多吃一些瘦肉、鱼、蛋和大豆制品。同时还要保持轻松愉悦的心情，勿躁怒。

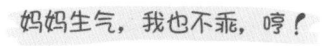

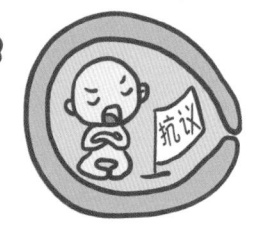

孕3月

4. 孕 4 月

"妊娠四月，始受水精以成血脉，食宜稻粳，羹宜鱼雁，是谓盛血气，以通耳目，而行经络。……此时儿六腑顺成，当静形体，和心志，节饮食。"此月除保持心情平和、愉悦之外，饮食适度也很

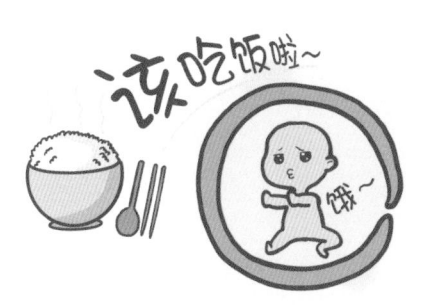

孕 4 月

重要，可以少喝肥腻的鸡汤，多吃些稻米、鱼类这些受水滋养、不偏油腻的食物，以清血而明目。倘若孕妇欲吐又不欲食，可喝点菊花乌鸡汤，调和胎气、清肝养胎。

5. 孕 5 月

"妊娠五月，始受火精，以成其气，卧必晏起，沐浴浣衣，深其居处，浓其衣服，朝吸天光，以避寒殃，其食稻麦，其羹牛羊，和以茱萸，调以五味，是谓养气，以定五脏。……五月之时，儿四肢皆成，毋太饥，毋甚饱，毋食干

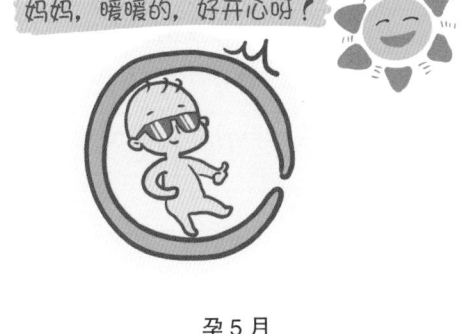

孕 5 月

燥，毋自炙热，毋太劳倦。"此月孕妇沐浴起居不要受凉，做好保暖，不要太劳累，适当多晒太阳。此时胎儿生长发育最迅速，对营养的需求最大。因此，本阶段的饮食不仅数量要多，质量也要求较高。饮食上米面皆宜，不要饿着，但也不要吃得太饱。干燥、炙热的食物尽量少吃。牛羊肉最补脾土，很适合做成羹汤。常吃些动物肝脏、血、骨头汤、鱼

类和新鲜水果更好。海带、紫菜、海米、虾皮等海产品，芝麻、花生、核桃等坚果类，对孕妇尤为有益。

6. 孕 6 月

"妊娠六月，始受金精，以成其筋，身欲微劳，无得静处，出游于野，数观走犬，及视走马，食宜鸷鸟猛兽之肉，是谓变腠理纫筋，以养其力，以坚背膂。……六月之时，儿口目皆成，调五味，食甘美，毋太饱。"此月胎儿的嘴巴和眼睛已经长成，孕妇可以多吃些美味的食物，但勿过饱，

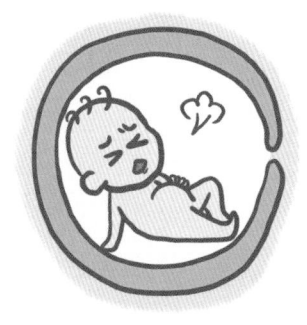

妈妈，吃太饱了，我会难受！

孕 6 月

恐伤胃，影响胎儿的发育。宜少吃寒凉饮食，可多吃些粳米粥，也可食麦门冬汤，加入一只雌乌鸡共炖，对孕妇有较好的补益作用。这样能使孕妇肌肉、皮肤致密，外邪不易入侵。

7. 孕 7 月

"妊娠七月，始受木精，以成其骨，劳身摇肢，无使定止，动作屈伸，以运血气，居处必燥，饮食避寒，常食稻粳，以密腠理，是谓养骨而坚齿。……七月之时，儿皮毛已成，无大言，无号哭，无薄衣，无洗浴，无寒饮。"此月孕妇宜避免居住在潮湿的环境中，可以做些轻松、舒缓的肢体

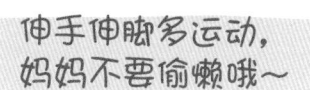

伸手伸脚多运动，妈妈不要偷懒哦～

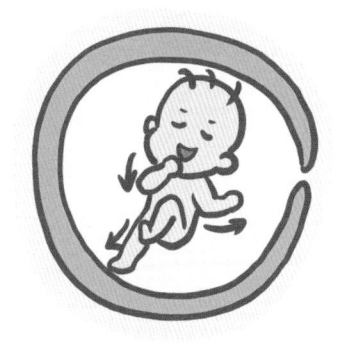

孕 7 月

活动，让肢体关节屈伸活动起来，有利于气血运行。要多敲敲肚皮，与宝宝常沟通互动。多吃五谷杂粮，增强体质。

8. 孕 8 月

"妊娠八月，始受土精，以成肤革，和心静息，无使气极，是谓密腠理，而光泽颜色。……八月之时，儿九窍皆成，无食燥物，无辄失食，无忍大起。"此时胎儿九窍皆成，孕妇保持心情平和很重要，情绪不要过于激动。饮食上注意不要吃干燥上火的食物，要按时吃饭，多吃些汁水多的食物，这样不仅可以保持自己的皮肤有光泽，也能使宝宝以后肤色润泽。

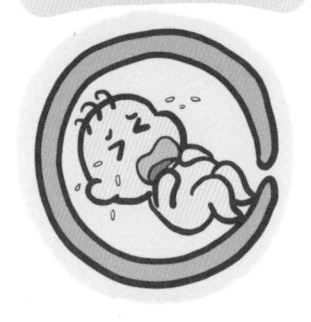

妈妈，别那么激动哦，我也会闹的呢！

孕 8 月

9. 孕 9 月

"妊娠九月，始受石精，以成皮毛，六腑百节，莫不毕备，饮醴食甘，缓带自持而待之，是谓养毛发致才力。……九月之时，儿脉续缕皆成，无处湿冷，无着炙衣。"此月为妊娠后期，胎儿日趋成熟，孕妇饮食原则应因人而异。若胎儿发育较好而孕妇较胖，应稍稍限制一些饮食，以防胎儿发育过大而给分娩造成困难；相反，若孕妇体质较差，胎儿发育又不太好，则应加强营养，吃得更好一些。

（三）药膳

药膳养胎调理应以温补为主，主要是调整好孕妇的体质，让孕期过程更加顺利。

1. 防治妊娠期呕吐

（1）砂仁炒蛋

食材与药材：砂仁（研细末）1.5克，鸡蛋1个，盐、茶油适量。

烹调方法：鸡蛋去壳打成蛋花，加砂仁、盐搅匀，油锅中炒熟。

应用范围：防治妊娠剧吐，孕妇适量食用可养胃健脾、暖肺养肾、理气安胎。

用法用量：每日1～2次，孕妇可经常食用。

（2）橘砂茶

食材与药材：橘皮15克，砂仁1.5克，红糖20克。

烹调方法：煎水代茶。

应用范围：防治妊娠剧吐，理气安胎。

用法用量：每日1剂，代茶饮用，少量频饮。

（3）苹果皮米汤

食材与药材：粳米50克，苹果皮30克。

烹调方法：将苹果皮洗净切碎，粳米淘洗干净后沥干水分。粳米放入锅中，用小火炒至焦黄，再向锅中注入300毫升清水，烧开后放入苹果皮，再烧开，取汁饮用。

应用范围：防治妊娠呕吐、食欲不振。

用法用量：代茶饮用，少量频饮。

（4）砂仁煲（煮）汤

食材与药材：砂仁（研细末）3克，大枣2枚，排骨（或孕妇喜欢吃的鱼或肉）100克，调料适量。

烹调方法：将排骨（或鱼、肉）洗净，开水焯过后沥干放煲锅内，加入砂仁、大枣煲汤，熟时加调料。

应用范围：防治妊娠呕吐，理气安胎。

用法用量：食肉喝汤，以上为一天的量，分2次食用，孕妇可选择不同的食材交替，经常食用。

2. 孕早期安胎

（1）枸杞二肚汤

食材与药材：枸杞子15克，猪肚150克，鱼肚40克，盐适量。

烹调方法：将猪肚洗净，切成片；鱼肚泡发开；枸杞子洗净备用。猪肚与鱼肚同时放入锅中，加入适量清水，煮至猪肚和鱼肚熟后，加入枸杞子，再煮15分钟，最后加盐调味即可。

应用范围：补血、滋阴、安胎，适用于阴血不足所致的胎动不安、烦躁等。

用法用量：每日1剂。

（2）莲子葡萄干粥

食材与药材：莲子15克，葡萄干30克，粳米100克。

烹调方法：将莲子去心与粳米同煮粥，将熟时加入葡萄干搅匀，煮熟。

应用范围：滋养、补虚、安胎。

用法用量：每日1～2次（以上为2次用量），连服10日。

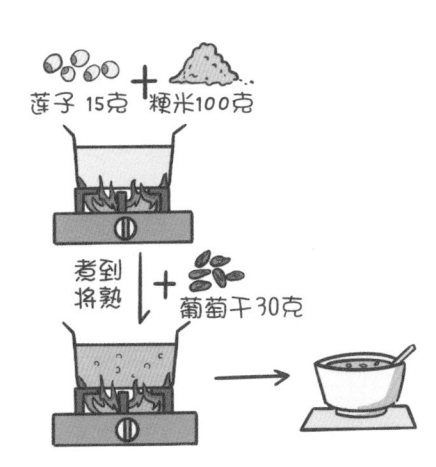

莲子葡萄干粥制作流程

（3）养胎猪肚

食材与药材：砂仁6克，龙眼肉10克，莲子20克，花生10克，大枣10克，猪肚200克，调料适量。

烹调方法：将猪肚洗净切块，在沸水中焯过，与砂仁、龙眼肉、莲子、花生、大枣共置于煲锅中煲熟，加调料。

应用范围：滋补肝肾、安胎。

用法用量：每日1剂。

（4）糯米山药粥

食材与药材：山药30克，枸杞子15克，续断、苎麻根各12克，糯米适量。

烹调方法：把鲜山药去皮切丁备用，将续断、苎麻根浸泡煎煮2次，去渣，取汤约1000毫升，加入适量洗净的糯米及山药丁，共煮至粥成，加入枸杞子搅匀。

应用范围：先兆流产，兼有腰腿酸软、头昏耳鸣、小便频多等症。

用法用量：每日1～2次（以上为2次用量），可连服5～7日。

（5）苎麻根煮鸡蛋

食材与药材：苎麻根30克，姜竹茹10克，鸡蛋2个，盐适量。

烹调方法：每日将苎麻根、姜竹茹煎煮后取滤液400毫升备用；每次取200毫升药液煮开后，倒入事先打好的蛋花（1个鸡蛋），煮熟，调味。

应用范围：先兆流产，兼有腹痛下坠、心烦不安、手足心热、口干咽燥、大便秘结等。

用法用量：每日1～2次，连服7日。

3. 孕中后期养颜美容

（1）姜撞奶

食材与药材：牛奶200克，老姜20克，枸杞子10克（或黑芝麻5克），白糖适量。

烹调方法：将老姜去皮，挤出姜汁；鲜牛奶、白糖搅匀，用文火煮至微开，熄火，放凉到70℃左右时迅速倒入装着姜汁的碗中，加盖，凝结时即撒入在开水中焯过的枸杞子（或炒熟的黑芝麻）。

应用范围：祛寒止咳、补肾养颜，适用于孕早中期皮肤暗淡兼有呕吐。

用法用量：每日 1 剂，可隔天交替使用枸杞子和黑芝麻。

（2）银耳黄花鱼尾汤

食材与药材：草鱼尾 200 克，干银耳 2 朵，干黄花菜 10 克，生姜 4 片，料酒、盐适量。

烹调方法：刮去草鱼尾的鱼鳞，洗净。将干银耳、干黄花菜用温水泡软，洗净；银耳去蒂撕成小片。起锅热油，待油七成热时，放入草鱼尾，煎至两面微黄，盛出备用。在汤锅内注入适量清水，放入草鱼尾、银耳、黄花菜、姜片、料酒，旺火煮开后改小火煲约 1 小时，加盐调味即成。

应用范围：健脾开胃、益气填精、滋阴润肤。

用法用量：每日 1 剂，连用 5 ～ 7 日。

（3）黄芪黑豆浆

食材与药材：黑豆 60 克，黄芪 30 克，冰糖适量。

烹调方法：前一晚将黑豆洗净，与黄芪用适量水浸泡，第二天弃黄芪，将黑豆煮熟，在料理机中搅成浆，加冰糖调匀。

应用范围：凉血补气，适用于血热气虚兼有皮肤暗淡、尿少而黄等症。

用法用量：每日 1 剂，当茶水少量频饮。

（4）美白粥

食材与药材：玉竹 50 克，鲜山药 200 克，瘦猪肉 50 克，胡萝卜 50 克，米 200 克，盐少许。

烹调方法：山药洗净，削去外皮，切成大丁状备用；瘦猪肉洗净切丁备用；胡萝卜洗净，切小块备用。取一深锅，加入 500 毫升水，以大火煮开后转小火，加入米、玉竹、山药煮 40 分钟后，再加入瘦猪肉、胡萝卜续煮 10 分钟，最后放进少许盐拌匀即可。

应用范围：益气养血、健脾润肤。

用法用量：每日 2 次，早晚分食。

4. 防治孕后期浮肿

（1）苎麻鲤鱼汤

食材与药材：活鲤鱼约 500 克，苎麻根 50 克，糯米 30 克，葱姜少许，调料适量。

烹调方法：苎麻根加水浸泡煎煮 2 次去渣取汤约 1000 毫升，将糯米洗净加入其中，文火将米煲烂，保持微沸备用；鲤鱼去内脏，洗净切成 2 段备用。热锅中加少量茶油与盐，将鱼放入，武火快煎后翻动一次，两面稍有沾油（里面全生），立即将微沸的苎麻糯米汤加入，加姜片，武火将鱼肉煮熟，加葱、盐等调料。

应用范围：安胎、凉血利水，适用于血热型孕妇浮肿。

用法用量：每日 1～2 次（以上为 2 次用量），连服 5～7 日。

（2）赤小豆炖鲫鱼

食材与药材：鲫鱼 500 克，赤小豆 50 克，茯苓 15 克，生姜、米酒、青椒、调味品适量。

烹调方法：将鲫鱼去内脏，洗净备用；青椒切丝，在盐开水中焯过，备用；将浸泡透的茯苓和赤小豆放搅拌机中搅拌成糊状，炖熟，把一部分装到鱼肚中。把鲫鱼摆放在炖盘中，倒入剩余的茯苓赤小豆糊，加生姜、米酒和调味品，武火炖熟，将青椒丝摆放在面上。

应用范围：健脾、利水、祛湿，适用于脾虚型孕妇浮肿。

用法用量：每日 1～2 次（以上剂量为 2 次用量），连服 5～7 日。

（3）茯苓赤小豆粥

食材与药材：茯苓 60 克，赤小豆 60 克，粳米适量，大枣 8 枚（去核）。

烹调方法：将茯苓研粉装瓶备用，赤小豆煮熟，装瓶放冰箱冷藏备用。每天取茯苓粉、赤小豆各 1/4，与粳米、大枣共煮成粥。

应用范围：健脾、利水、祛湿，适用于脾虚湿盛型孕妇浮肿。

用法用量：以上为 4 日用量，每日 1 次，可经常食用。

（4）虾仁烧冬瓜

食材与药材：冬瓜 300 克，虾仁 150 克，蛋清 1 份，食用油、盐、淀粉各适量。

烹调方法：冬瓜去皮、去籽，洗净切片，放入盘中待用。虾仁洗净，用蛋清、少许淀粉和盐拌匀上浆。炒锅上火，放入食用油烧热，下入虾仁翻炒几下，再加入冬瓜片和盐翻炒均匀，盖上盖烧至熟透，最后用淀粉勾芡即可。

应用范围：清热利尿、改善体虚。

用法用量：可当主菜，与其他主菜交替食用。

5. 孕后期补血补钙

（1）八珍鲈鱼汤

食材与药材：熟地黄 5 克，当归 5 克，白芍 5 克，川芎 5 克，人参 5 克，白术 5 克，茯苓 5 克，甘草 5 克，鲈鱼 1 条（约 500 克），生姜、大枣、米酒、盐、葱白、茶油等适量。

烹调方法：将熟地黄、当归、白芍、川芎、人参、白术、茯苓、甘草共同煎煮后取滤液备用；鲈鱼活杀，清除血水，表面薄涂一点盐稍置片刻。在热油锅内放入鲈鱼，武火将鲈鱼煎至两面皮脆肉未熟时，将 8 味药物煎煮液趁热加入，再放入生姜、葱白、大枣，武火煮开，文火煮熟，加调料适量。

应用范围：补气血。

用法用量：可当主菜，与其他主菜交替食用。

（2）杜仲煮猪蹄（或鸡脚、蹄筋）

食材与药材：杜仲90克，猪蹄500克，黄酒、生姜、盐等调料适量。

烹调方法：将杜仲用水浸泡煎煮后取滤液500毫升；猪蹄洗净切块，在沸水中焯过，放入热油锅中加姜丝、黄酒焖煮片刻，再加入滤液煮开，移到炖锅中文火炖熟，加调料。

应用范围：补充钙质。

用法用量：可当主菜吃。此汤浓郁，建议早、午餐食用，晚上尽量不吃，避免脂肪未消化而堆积。奶汁不足者连续吃3～5天。

（3）冬瓜茯苓老鸭汤

食材与药材：老鸭肉600克，冬瓜450克，茯苓15克，生姜3片，香葱1根，盐少许。

烹调方法：老鸭肉洗净，剁成块；冬瓜去皮洗净，切成厚块；葱洗净切末。砂锅中加入足量的水，放入鸭块、茯苓、姜片煮30分钟，加入冬瓜，待汤再沸后改慢火，煲至肉烂冬瓜熟软，撒入调料和葱末即成。

应用范围：健脾清热、利水消肿。

用法用量：可当主菜吃，与其他主菜交替食用。

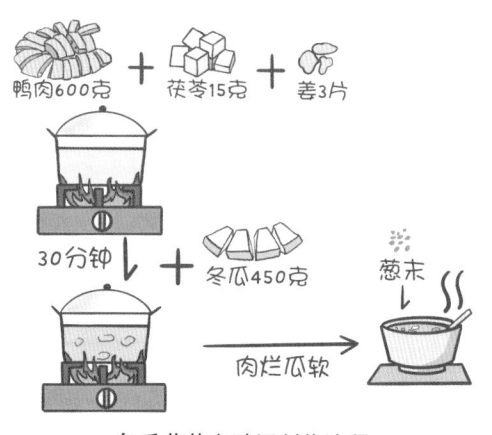

冬瓜茯苓老鸭汤制作流程

（4）苋菜煲

食材与药材：苋菜 100 克，生肉丝 30 克，蒜末、生姜末及其他调料适量。

烹调方法：取苋菜（带根）洗净，切段；生肉丝用适量调料腌制，并挂上薄淀粉；在热锅中放高汤 500 毫升，放入苋菜，用武火煮熟后，放入生肉丝煮熟，加蒜末、生姜末及其他调料。

应用范围：补血。

用法用量：每日 1 次。可与其他蔬菜交替食用。

（5）杞子鱼汤

食材与药材：鲫鱼约 200 克，党参 15 克，黄芪 15 克，枸杞子 15 克，干黑木耳 15 克，大枣 3 枚，生姜、葱、盐适量。

烹调方法：将党参、黄芪加水浸泡 30 分钟取药液 500 毫升；黑木耳浸泡后洗净，用开水焯过；鲫鱼洗净切薄片，用适量调料腌制，并挂上薄淀粉备用；药液放锅中煮开后加生姜、黑木耳、鱼片煮熟，加入枸杞子、大枣和调味品。

应用范围：补气血。

用法用量：可当主菜吃，与其他主菜交替食用，亦可当下午或晚上加餐吃。

（6）黄豆海带汤

食材与药材：黄豆 50 克，海带适量，姜、葱适量，盐、米酒等调料适量。

烹调方法：将黄豆洗净，浸泡 2 小时以上，然后与洗净的海带、米酒同煮熟，加姜、葱及调料。

应用范围：补充钙质。

用法用量：每日 1 次，宜常服。

（7）黑芝麻粥（饭）

食材与药材：黑芝麻 15 克，粳米 50 克。

烹调方法：将黑芝麻洗净，加洗好的粳米共煮成粥（饭）。

应用范围：补血补钙。

用法用量：作为主食，经常食用。

（8）花生粥

食材与药材：花生米 30 克，通草 8 克，王不留行 12 克，粳米 50 克，红糖适量。

烹调方法：先将通草、王不留行煎煮，去渣留汁。再将药汁、花生米、粳米一同入锅，加水熬煮。待花生米、粳米煮烂后，加入红糖即可。

应用范围：利小便，下乳汁。

用法用量：每日 1 次，作为甜点吃。

（9）柴郁莲子粥

食材与药材：柴胡、郁金各 10 克，莲子（去心）15 克，粳米 100 克，白糖适量。

烹调方法：莲子捣成粗末；粳米淘洗干净。将柴胡、郁金放入锅中，加适量清水煎煮，去渣，加入莲子、粳米煮粥。等粥熟时，加入白糖调味即成。

应用范围：防治产后肝气郁结所致乳汁自出等症。

用法用量：每日 1 次，作为甜点吃。

（四）情志

七情包括喜、怒、忧、思、悲、恐、惊。我国传统医学经典《黄帝内经》中率先提出孕妇"七情"过激会致"胎病"的理论。中医学认为，过喜伤心，过悲伤肺，大怒伤肝，过恐伤肾，过思伤脾。《素问·举痛论》也提到"怒则气上""喜则气缓""悲则气消""恐则气下""惊则气乱""思则气结"。所以孕后要保持心情舒畅，常听听轻松欢快的音乐，看看色彩鲜艳、美丽动人的图画，怡情养性，心平气和，遇事不怒。正如西汉《列女传》所说："王季娶以为妃，……及其有娠，目不视恶色，耳不听淫声，口不出敖言，能以胎教，……而生文王。"

母体的情绪变化与胎儿的活动息息相关，所以孕妇应怡情养性，重视胎教。《素问·奇病论》言："人生而有病巅疾者，病名曰何？安所得之？岐伯曰：病名为胎病。此得之在母腹中时，其母有所大惊，气上而不下，精气并居，故令子发为巅疾也。"这里提出大惊卒恐，可致气机不畅，影响腹中胎儿，发为癫痫。由此可见，早在《黄帝内经》成书时期，中医就已注意到胎儿先天疾患与其母妊娠期情绪失常有一定关联，强调妊娠期间应起居有常，避免刺激。

现代医学研究也表明，情绪与全身各器官功能的变化直接相关。不良的情绪会扰乱神经系统，导致孕妇内分泌紊乱，进而影响胚胎及胎儿的正常发育，甚至造成胎儿畸形。故孕妇要注意畅达情志，怡心养性，避免精神紧张。

良好的生活环境会给孕妇带来愉悦的心情。因此，孕妇要为自己营造一个雅静、整洁、光线柔和的生活环境。可以根据自己的喜好来布置，比如摆放一些色彩鲜艳、气味清香的花草或盆景，也可以播放一些优美动听的轻音乐，让自己一进入房间就感到放松、愉快，神经充分松弛。此外，关键要善于进行自我调节，当心情不愉快时注意转移情绪和注意力，这是一种非常有效的调节方法。可以去做一件自己喜欢或能使自己心情愉快的事，如装点一下居室，换个发型或买件新衣服，洗个温水浴，去景色优美的地方散散步。同时，丈夫和家人要多关心孕妇，帮助孕妇顺利度过心理妊娠期。对于孕妇的嗔怪或喜怒无常不要较真，尽量多包容，以免孕妇受到不良刺激。特别是孕吐反应较重时，丈夫和家人要积极帮助孕妇缓解症状。

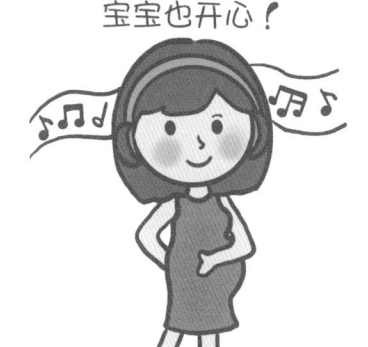
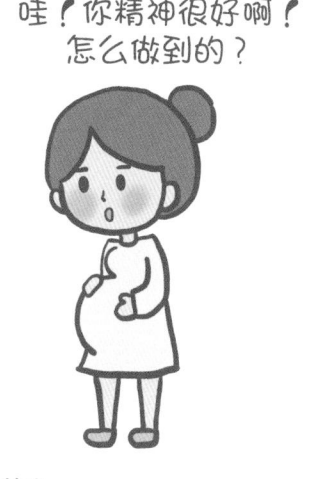

音乐调节情志

（五）运动

妊娠期间，孕妇不要过分懒逸怠静或过度劳累，可以做些力所能及的运动，《儒门事亲》中强调："在母腹中，其母作劳，气血动用，形得充实……多易生产……"《小儿病源方论》也指出："豪富之家，居于奥室，怀妊妇女，饥则辛酸咸辣，无所不食，饱则恣意坐卧，不劳力，不运动，所以腹中之日胎受软弱，儿生之后……少有坚实者也。"所以，孕妇应适当加强锻炼，增强体质，这不仅有益于胎儿的发育，同时也有益于顺利分娩。

适当运动可以减轻怀孕期间所产生的相关不适症状，包括背痛、肥胖、便秘和四肢肿胀等。孕妇良好的体能和肌肉状态对怀孕期间所额外承受的身体重量也有正面效应。适当运动不仅可以放松心情并维持怀孕期间的自我形象，还可以增强抵抗力，减少疾病的发生。适当、合理的运动能促进孕妇的消化、吸收，这不仅可以给胎儿提供充足的营养，还有助于顺利分娩。

但是，孕妇在运动时要注意避免过分疲劳或意外损伤。《产孕集》提醒孕妇"十二毋"警戒："毋登高，毋作力，毋疾行，毋侧坐，毋曲腰，毋坡倚，毋高处取物，毋向非常处大小便，毋久立，毋久坐，毋久卧，毋犯寒热。"同时，《万氏妇人科》曰："妇人孕胎之后，凡行立坐卧，俱不宜久，久则筋骨肌肤受伤，子在腹中，气通于母，必有伤者。"妇女怀孕后，不宜久行、久立、久坐、久卧，否则会影响孕妇的身体，损害胎儿的健康。

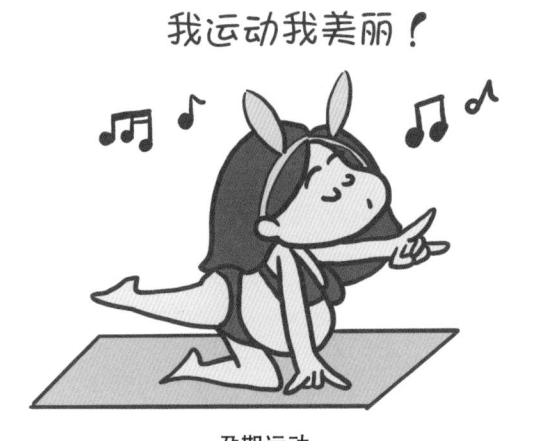

孕期运动

二、妊娠病证中医调护

（一）妊娠失眠

1. 概述

失眠是妊娠期较常见的症候之一，主要表现为受孕后睡眠时间、深度不足，睡眠质量不高，属中医学"不寐""不得眠"或"目不瞑"范畴。

2. 病因

其一，妊娠期心血下行养胎，心阴亏虚，心不藏神；其二，中焦受胎儿压迫，气血升降受阻，血不养神；其三，情志失调，肝郁气滞，神魄易散。心主血、脾统血、肝藏血，心、肝、脾三脏功能失调是导致妊娠晚期失眠的主要原因。

3. 药膳食疗

（1）百合莲子粥

食材与药材：干百合、莲子（带芯，水泡发）、冰糖各 30 克，大米 100 克。

烹调方法：百合、大米、莲子一同放于锅中熬煮，快熟时加入冰糖。

应用范围：清热养阴、润肺安神，适合失眠多梦伴心火旺盛、焦虑烦躁者食用。

用法用量：早晚各服 1 次，连服 7 日。

（2）酸枣仁粥

食材与药材：酸枣仁末 15 克，粳米 100 克。

烹调方法：先将粳米煮熟，再下酸枣仁末煮 5 分钟。

应用范围：养心安神、宁心止汗，适合失眠、多梦、心悸、心烦、体虚多汗者食用。

用法用量：早晚各服 1 次，连服 7 日。

（3）甘麦枣藕汤

食材与药材：莲藕 250 克，小麦 75 克，甘草 12 克，大枣 5 枚，盐 3 克。

烹调方法：将小麦洗净，泡水 1 小时；大枣泡软，去核。将小麦、甘草、大枣加水煮开，再加莲藕小火煮软，最后加盐调味。

应用范围：益气养血、宁心安神，适合气色不佳的失眠者食用。

用法用量：每日 1～2 次，可长期服用。

（4）桑葚汤

食材与药材：鲜桑葚 60 克。

烹调方法：桑葚加水煮沸后转小火煎煮 10 分钟，每晚睡前 1 小时服用。

应用范围：桑葚有补肝益肾、安神益智、补血滋阴、生津止渴、润肠通便、乌须发的作用，适合失眠伴有便秘、贫血、脱发、耳鸣者食用。

用法用量：可代茶饮用。

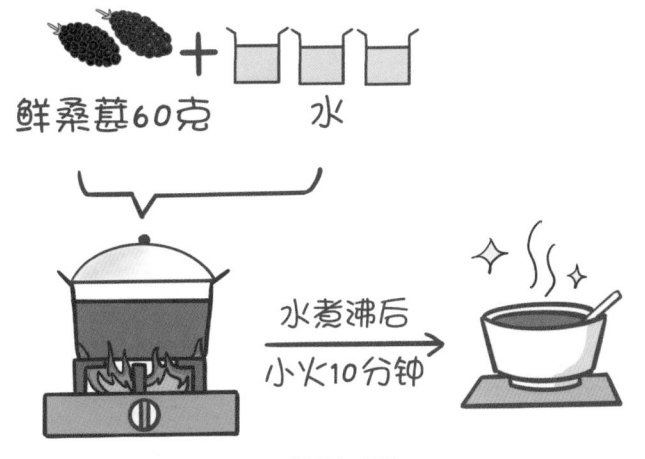

桑葚汤制作

（5）栗子大枣炖乌鸡

食材与药材：乌鸡 1 只，去壳板栗 20 个，去核大枣 20 枚。

烹调方法：乌鸡洗净，切块。所有食材一同放入砂锅内，加清水，用文火煮炖至鸡肉烂熟。

应用范围：健脾益胃、补肾填精，适用于脾胃虚弱、气血不足所致的失眠多梦，伴食欲不振、四肢乏力、腰膝酸痛者。

用法用量：每日 1 次。

（6）小米大枣粥

食材与药材：小米 60 克，大枣 6 枚（去核），蜂蜜 30 克。

烹调方法：小米、大枣煮粥，粥成后调入蜂蜜晚餐食用。

应用范围：调养脾胃，适合脾胃不和的失眠者。

用法用量：早晚各服 1 次。

（7）大枣甘麦舒心茶

食材与药材：大枣 12 枚，小麦 30 克，甘草 6 克，合欢花 9 克，蜂蜜适量。

烹调方法：以上药材加水煮沸后用小火煮 5 分钟，冷却后调入适量蜂蜜。

应用范围：益气健脾、宁心安神。

用法用量：每日 1 剂，代茶饮。

（8）莲心小麦粥

食材与药材：淮小麦 30 克，莲子心 10 克、小米 50 克。

烹调方法：淮小麦加水煎汤去渣后，下入莲子心、小米煨粥，调味服食。

应用范围：适用于心肾不交而致的心烦失眠、口干盗汗者。

用法用量：每日 2 次。

（9）百合二仁蜜

食材与药材：鲜百合 50 克，柏子仁 10 克，酸枣仁 25 克，大枣 10 枚，蜂蜜 2 匙。

烹调方法：将柏子仁、酸枣仁、百合共置入砂锅中，水煎 2 次，去渣合计一大碗，加入大枣和适量清水，小火烧 30 分钟，离火，加入蜂蜜搅匀即成。

应用范围：滋肝、养心、安神。

用法用量：每日 1 剂，连用 5 ～ 7 日为 1 疗程。

4. 穴位按摩

①按压心包经：循着双侧上臂内侧中线，由上向下按压，对痛点着重按压，每日 1 ～ 2 次。

②点揉神门穴：神门穴位于腕横纹肌尺侧端，尺侧屈腕肌腱的桡侧凹陷处。于每日临睡前用一拇指指端的螺纹面，点揉另一手的神门穴，以感酸胀为宜。两手交换，各重复 30 次。

③睡前搓涌泉穴：于每日临睡前取仰卧位，微屈小腿，两足心紧贴床面，做上下摩擦动作，每日 30 次。

④揉捻耳垂：双手拇指和食指分别捏住双侧耳垂部位，轻轻地揉捻，使之产生酸胀和疼痛的感觉，揉捻约 2 分钟。

⑤梳头法：双手弯曲，除拇指外，其余四指垂直叩击头皮，顺序为前发际、头顶、后头、颈部，左中右 3 行。每天 3 ～ 5 次，每次至少 5 分钟。也可用梳子，方法同前。

5. 刺血法

选用耳根敏感点，常规消毒皮肤，三棱针点刺放血如绿豆大，每日或隔日 1 次，每次刺一侧穴位。

6. 耳穴压豆

选用穴位：耳部心、肾、神门、枕、失眠穴等反射穴位。

先在上述穴位上找出敏感点，耳郭常规消毒后，将粘有王不留行籽的方形胶布贴压于敏感点上，按压，以耳部产生胀麻热痛感为度。每日按压 3 ～ 4 次，每次 2 分钟左右，每次贴压双耳或交替使用。根据病情隔 3 ～ 5 日换贴 1 次。

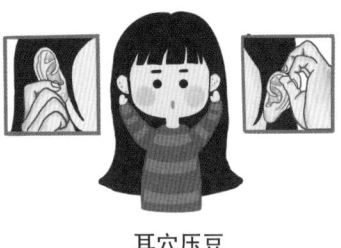

耳穴压豆

7. 预防调护

①孕妇在睡前要减少喝水量，因为睡前大量喝水，会导致夜间多尿而睡眠不足。同时，睡前多喝水也容易导致面部、眼部出现水肿。

②孕妇应尽量避免摄入影响情绪的食物，例如咖啡、茶、油炸食物等。尤其是要避免食用含大量饱和脂肪酸的食物，因为饱和脂肪酸会影响体内的激素分泌，从而影响情绪及睡眠。

③孕妇普遍存在缺钙现象，如出现腿部抽筋、腰椎酸痛等情况，疼痛严重者可能无法入睡。因此孕妇需要多补充一些钙质，以保证体内的钙含量。最好的办法是通过食物来补钙，如鸡蛋、豆类食物等。

④听轻音乐也是一种很好的方法。舒缓的音乐可以帮助孕妈们更好地入眠。

⑤睡觉前多用温热水泡脚，可以刺激脚底穴位，加速血液流动，能够起到助眠的效果，但应注意时间和温度要适宜。

⑥良好的环境有助于提高孕妇的睡眠质量。应保持室内安静、整洁、舒适，且空气新鲜。

（二）妊娠便秘

1. 概述

妊娠便秘是指孕妇在妊娠期间出现大便秘结不通，或欲便而艰涩不畅。孕妇很容易发生便秘，可能是因为肠管平滑肌张力和肠蠕动减弱，腹壁肌肉收缩功能降低，加上饮食失调，如食物过于精细或偏食，食入的粗纤维过少，或饮水较少，以及运

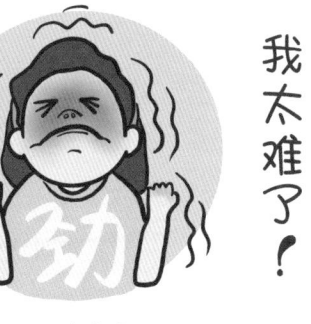

妊娠便秘

动量减少等因素造成。到妊娠晚期，增大的子宫和胎儿的头部压迫直肠，也会导致排便困难。孕妇便秘，轻者食欲减低，因而加重胃肠功能的失调；严重者甚至能诱发自身中毒，这是因为体内许多代谢废物要通过粪便排出，但重度便秘时，肠管内积聚的代谢废物又被再次吸收聚积，最终导致中毒。因此，孕妇要重视对便秘的预防，及时治疗。

2. 病因

妇女素有阳明阴血不足，妊娠后阴血又聚于冲任，不能生津，而使胃肠干燥，致使便秘。这时大便以干燥为主，不易排出，或致使肛裂；同时还伴有其他干燥之症状，如烦躁易怒、皮肤干痒、口唇爪甲淡白、头晕眼花、口舌干燥、声音沙哑，舌淡或红，苔少或薄白，脉细滑。

妇女脾胃素有气虚，今又因妊娠养胎，脾胃之气更加不足，运化无力，胃肠蠕动减慢，导致大便数日不解，形成便秘。这时的大便是头硬而后软或成形软便，排出无力；同时伴有腹胀欲呕、纳差、头晕目眩、少气懒言、精神倦怠，舌淡胖、有齿印，苔薄白，脉细无力。

3. 药膳食疗

（1）蜂蜜麻油

食材与药材：蜂蜜 250 克，麻油 100 克。

烹调方法：将蜂蜜放入锅中，用竹筷不停地搅拌使其起泡，搅至蜂蜜泡浓密时，边搅边将麻油缓缓掺入蜂蜜中，小火加温，搅至麻油和蜂蜜完全混合即成。

用法用量：每日 2 次，每服 10 克。

（2）麻油菠菜

食材与药材：鲜菠菜 250 克，精盐、麻油各适量。

烹调方法：将菠菜洗净，待锅中水沸，放入精盐，再把菠菜放入沸水中烫约 3 分钟取出，加入麻油拌匀即成。

用法用量：常食有效。

（3）黑芝麻粥

食材与药材：黑芝麻 30 克，粳米 100 克。

烹调方法：将黑芝麻淘洗干净，晾干后炒熟研碎，与粳米同煮成粥即可。

用法用量：早晚各 1 次。

（4）杏仁炖雪梨

食材与药材：北杏仁 10 克，雪梨 1 个，白砂糖 30 ～ 50 克。

烹调方法：将食材一同放入碗中，加适量清水，急火隔水炖 1 小时即成。

用法用量：每日 2 次，喝汤吃梨，常食有效。

（5）无花果粥

食材与药材：无花果 30 克，粳米 50 克，蜂蜜适量。

烹调方法：粳米洗净，放入锅中，加适量水煮粥，待粥沸后放入无花果即成，喝粥时调入蜂蜜。

用法用量：早晚各 1 次。

（6）炒白萝卜丝

食材与药材：白萝卜 500 克，葱、姜、海米适量，酱油、盐适量。

烹调方法：将萝卜洗净，顺长切成薄片，再切成丝，放入开水锅内焯一下捞出。锅内添入荤油，待油热时，下入葱、姜、海米炸一下，然后放入萝卜丝，加适量酱油、盐，煸炒，再加水少许（约 50 克），炒拌均匀，汤汁收尽时出锅盛盘食用。

用法用量：常食有效。

（7）炒芹菜

食材与药材：芹菜 300 克，豆腐干 150 克，盐、酱油、葱、姜、鲜汤适量，清油、香油少许。

烹调方法：择去芹菜老叶，去根洗净，切段，豆腐干切成薄片，葱姜切成末。把芹菜、豆腐干放入开水锅内烫透捞出，控去水分。将锅放火上，放入清油，待油热时，下入葱姜末炸出味，放适量酱油，倒入豆腐干、芹菜煸炒几下，再放入适量鲜汤，稍煨一会，勾入流水芡，最后淋入香油即可。

用法用量：常食有效。

（8）蜜汁红薯

食材与药材：红心红薯 250 克，冰糖、蜂蜜适量。

烹调方法：将红薯洗净去皮，切去两头，再切成约 1 厘米粗的寸条。锅内加水 200 克，放入冰糖熬化后，放入红薯、蜂蜜，烧开后，弃去浮沫，用小火焖熟，待汤汁黏稠时，先夹出红薯条摆在盘内，再浇上原汁即可食用。

用法用量：每日 1 次，不可常服，以防胃胀气。

（9）醋熘白菜

食材与药材：白菜 250 克，醋 20 克，白糖、盐、酱油、清油、芡粉适量。

烹调方法：将白菜洗净，切成斜方片，用清油将白菜炒至八成熟，然后放入酱油、白糖、醋、芡粉，炒拌均匀后出锅盛盘食用。

用法用量：常食有效。

4. 穴位按摩

揉按足三里穴：坐于床上，两膝关节自然伸直，用拇指指腹按在同侧的足三里穴上，其余四指紧附于小腿后侧，拇指适当用力揉按 30 ～ 50 次，以有酸胀感为宜。

5. 穴位敷贴

①取连须葱白50克、胡椒50粒，共捣烂，制成饼状，放入锅内焙热，敷于脐部。每日贴敷4～6小时，7日为1个疗程。

②取连须葱白50克、生姜30克、精盐15克、淡豆豉6克，共捣烂，制成饼状备用。用时将药饼放火上烘热，贴敷脐上，然后用绷带固定，每日一换。每日贴敷4～6小时，7日为1个疗程。

6. 预防调护

①要养成每天定时排便的习惯，如果因排便困难而惧怕并减少排便次数，只会加重便秘。

②如果已经发生便秘，首先应该改变生活和饮食习惯，调整菜单。其次平时应注意多饮水，多吃高纤维的蔬菜、水果，纤维素不仅能促进肠道的蠕动，而且可保留肠道中的水分，使大便软化易于排出。

③可做适当运动，这有利于改善胃肠的蠕动及分泌功能。

（三）妊娠咳嗽

1. 概述

妊娠期间孕妇咳嗽不已，中医称之为妊娠咳嗽，主要表现为咳嗽、咽痛、咽痒、有痰或无痰，属中医学"子嗽"范畴。

2. 病因

其一，素体阴虚，肺阴不足，孕后阴血下聚养胎，阴分愈亏，则虚火内生而灼伤肺津，肺脏失于濡润，因燥而致咳嗽不已；其二，素体阳盛，孕后阴血养胎，阳气偏亢，两因相感，化为火热而灼伤肺金，进而炼液为痰，痰火胶结壅阻于肺，则肺气失于宣肃，遂发咳嗽；其三，除咽喉部疾病（炎症、痉挛、溃疡、喉上神经麻痹、异物、肿瘤等）外，还可由许多下呼吸道疾病（异物感、支气管炎、支气管扩张）、心血管疾病引起。

3. 药膳食疗

（1）姜蒜萝卜汤

食材与药材：白萝卜 200 克，生姜 12 克，蒜米 12 克。

烹调方法：白萝卜切薄片，加入生姜、蒜米，加入 4 碗水煮成 3 碗后即可关火。

应用范围：适合咳嗽伴白痰者食用。

用法用量：每次 1 碗，每日分 3 次服用。

（2）金桔蜂蜜

食材与药材：金桔 5～8 颗，蜂蜜 1～5 茶匙。

烹调方法：金桔切片，加入连皮，加水 3 碗煮成 1 碗，调入蜂蜜，拌匀即饮。

应用范围：适合咳嗽伴黄痰者食用。

用法用量：早晚各服用半碗。

（3）浙贝炖梨

食材与药材：浙贝母 9 克，雪梨 1 颗。

烹调方法：浙贝母压碎，将雪梨有蒂一头用刀横切一片为盖，用小刀挖出梨芯，撒入浙贝母粉后盖上，置入电锅或烤箱蒸炖约 40 分钟。

应用范围：适合咳嗽伴黄痰者食用。

用法用量：每日服用 1 次。

（4）红白萝卜蜜膏

食材与药材：白萝卜 200 克，红萝卜 200 克，蜂蜜 100 毫升。

烹调方法：红萝卜、白萝卜洗干净，切细丝，用纱布绞挤汁液，放入锅内用中火煮沸。加入蜂蜜 100 毫升，继续熬至稠状即成。

应用范围：清肺润燥，适合干咳、久咳、痰中带血丝者食用。

用法用量：每日服用 2～3 次，每次 5 克。

4. 穴位按摩

（1）按摩列缺穴

穴位位置：被取穴者左右两手虎口交叉，其一手食指压在另一手的桡骨茎突上，在食指尖到达处即是。

按摩方法：用拇指按在列缺穴处，做横向的推搓揉动，使肌肉、肌腱来回移动，以有酸胀等感觉为佳。

（2）按摩孔最穴

穴位位置：手臂向前仰掌向上，另一手握住该手臂前臂，腕横纹和肘横纹连线中段上缘处，拇指向上推约一横指，按着酸痛明显处，即是孔最穴。

按摩方法：用拇指用力按压孔最穴，以略有酸痛为宜，每日按摩2～3分钟。

（3）按摩尺泽穴或上尺泽穴

穴位位置：患者采用正坐、仰掌并微屈肘的取穴姿势，尺泽穴位于人体的手臂肘部。取穴时先将患者手臂上举，在手臂内侧中央处有一肌腱，肌腱的外侧缘即是此穴（或在肘横纹中，肱二头肌肌腱桡侧凹陷处）。该穴上方3～4厘米处用手强压会感到疼痛处，就是上尺泽。

按摩方法：用拇指垂直用力按压此穴，以略有酸痛为宜，每日按摩2～3分钟。

5. 刺血法

咳嗽伴咽痛者，可选用双侧少商、商阳穴，常规消毒后用一次性注射针头或者三棱针针刺，分别挤压5～6滴血即可，操作过程中患者同时配合吞咽动作，其效果更佳。

6. 耳穴压豆

选用穴位：耳部肺、内鼻、咽喉、气管等反射穴位。

先在上述穴位上找出敏感点，耳郭常规消毒后，将粘有王不留行籽的方形胶布贴压于敏感点上，按压，以耳部胀麻热痛感为度。每日按压3～4次，每次2分钟左右，每次贴压双耳，或交替使用。

7.刮痧疗法

选取背部大椎、肺俞、风门、膏肓穴附近刮痧治疗，在操作区域均匀涂抹山茶油，然后从上往下轻轻刮拭，20～30次即可出痧。操作过程注意避开肩井穴，手法宜柔和，以孕妇能耐受为佳。

8.预防调护

妊娠咳嗽的预防与调护主要在饮食、保暖等方面，此外愉悦的心情也有利于咳嗽的好转。

①饮食宜富于营养、口味清淡，不吃或少吃油炸、香辣、过甜、过腻、过咸的菜肴，不要饱食后立即睡卧。

②勿贪凉或过度取暖，以免招致邪气犯肺。遇寒凉的天气需注意戴帽子及口罩，减轻孕期鼻咽部的充血程度。

③如经以上处理症状不能缓解者，请及时到医院就诊。

（四）妊娠贫血

1.概述

妊娠合并贫血是妊娠期较常见的症候之一，主要表现为皮肤唇甲苍白、气短、乏力、心悸、头晕眼花、耳鸣、失眠、健忘等症状，属中医学"虚劳（血虚）"范畴。

2.病因

其一，先天禀赋不足，脾肾虚弱，气血生化不足；其二，妊娠期经血下聚养胎，精血亏虚；其三，大病久病初愈后，精血暗耗。以上都能够致使气血亏虚或脏腑失养，最终影响胎儿的发育。

3. 药膳食疗

（1）芪归鸡汤

食材与药材：生黄芪 30 克，当归 10 克，党参 15 克，白芍 15 克，鸡 1 只，葱、姜、黄酒、盐适量。

烹调方法：将鸡宰杀、洗净，生黄芪、当归、党参、白芍纳入鸡腹中，入砂锅内加葱、姜等调料炖煮至鸡肉烂熟。

用法用量：食肉饮汤，每日 1 次。若病情较重可改党参为西洋参 10 克效果更佳。

（2）阿胶瘦肉汤

食材与药材：瘦猪肉 100 克，阿胶 15 克，生姜、胡椒、食盐适量。

烹调方法：先将猪肉放入砂锅内，加水适量，放入生姜、胡椒、食盐，用文火炖熟后入阿胶烊化，调味后饮汤食肉。

用法用量：隔天 1 次，连续食用 1 个月。

（3）八味养血粥

食材与药材：糯米 200 克，薏苡仁 50 克，赤小豆 30 克，大枣 20 枚，莲子 20 克，芡实 20 克，生山药 30 克，白扁豆 15 克，红糖适量。

烹调方法：先将薏苡仁、赤小豆、芡实、生山药、白扁豆入锅内煮烂，再入糯米、大枣、莲子同煮至粥浓稠时加入红糖调味。

用法用量：早晚食用，连续 20 天为 1 个疗程。

（4）首乌芝麻鸡

食材与药材：制何首乌 150 克，黑芝麻 50 克，未下蛋的母鸡 1 只（约 500 克）。

烹调方法：先将鸡宰杀、洗净后去头足，将制何首乌、黑芝麻纳入鸡腹，用白丝线缝合，放入砂锅内加水煲至鸡肉烂熟即可调味食用。

用法用量：每日 1 次，连续服 1 个月。

（5）花生枸杞蛋

食材与药材：花生 100 克，枸杞子 30 克，大枣 15 枚，红糖 50 克，鸡蛋 2 个。

烹调方法：先将花生、枸杞子放入锅内煮熟，然后放入大枣、红糖、鸡蛋煮 15 分钟服食。

用法用量：每日 1 次，连服 15 ～ 20 日。

（6）大枣木耳汤

食材与药材：大枣 15 克，黑木耳 15 克，冰糖适量。

烹调方法：将大枣、黑木耳用温水泡发洗净，放入小碗内加水及冰糖适量，隔水蒸至大枣烂熟即可食用。

用法用量：每日 2 次。

（7）猪肝菠菜汤

食材与药材：猪肝 200 克，菠菜 200 克，盐、酱油、花椒水、猪油各适量。

烹调方法：将猪肝切成小薄片，菠菜洗净切段后一起放入锅内，加调料煎汤食用。

用法用量：每日 1 次。

（8）莲子炖猪肚

食材与药材：猪肚 1 只，莲子 50 克，香油、食盐、葱、蒜、生姜各适量。

烹调方法：将猪肚洗净。莲子装入猪肚内，用线缝合后放入锅内，加清水炖至熟透后捞出晾凉，再将猪肚切成细丝同莲子放入盘中，用香油、食盐、葱、蒜、生姜等调味品与猪肚丝拌匀即可食用。

用法用量：每日 1 次。

（9）大枣花生猪蹄汤

食材与药材：大枣200克，猪蹄2只，花生150克，生姜、大蒜、胡椒、葱头、调料各适量。

烹调方法：先将猪蹄切小块，大枣去核，与花生一同入锅，加生姜、大蒜、胡椒、葱头和适量清水，煮炖至猪蹄烂熟即可调味食用。

用法用量：每日1次。

4. 耳穴压豆

选耳部脾、胃、肝、心、肾等反射穴位，每次取2～3穴，用王不留行籽（或磁珠贴）粘贴于耳穴上，每日自行按压1～2次，2～3日更换1次，两耳交替使用。

5. 灸法

取足三里、膏肓俞、脾俞、胃俞、心俞、大椎穴。每次取2～3穴，每穴用艾条熏灸20分钟，以局部红热为度。每日1次，10次为1个疗程。

6. 穴位贴敷

党参、白术、当归、枸杞子、白芍、黄芪各30克，甘草10克，共研细末，水调适量，敷于肚脐上4～6小时，每日1次。

7. 穴位按摩

选足三里、公孙、脾俞、胃俞穴按揉，手法宜轻快柔和，以感觉酸胀为宜，每穴30次，每日2次。

8. 预防调护

①避免熬夜，注意劳逸结合，过度劳累、思虑等因素会暗中耗损血液。

②加强膳食营养，食物要多样化，多食新鲜绿叶蔬菜、水果、瓜豆类、肉类、动物肝肾等含铁丰富的食物，每周摄入1～2次动物肝脏和动物血，每次20～50克。

③孕期尽量少喝可抑制铁吸收的茶、咖啡、可可等饮料。

④积极补充叶酸，除了常吃富含叶酸的食物（如蛋类、豆类、绿叶蔬菜、水果及坚果类），还需补充叶酸 400 微克 / 天。

⑤缺铁性贫血的孕妇，如果孕期单从饮食中摄取铁质仍不能满足身体的需求，可在医生的指导下选择摄入胃肠容易吸收的铁剂。

⑥从备孕开始，就需要注意做好铁的储备，孕前积极治疗失血性疾病，如月经过多等。

⑦要注意做好婚前、孕前及产前检查，妊娠期至少要检查 5 次血红蛋白，多次反复化验血能够及早发现贫血，采取相应措施纠正贫血。

（五）妊娠恶阻

1. 概述

妊娠早期出现严重的恶心呕吐、头晕厌食，甚至食入即吐，称为"妊娠恶阻"，又称为"妊娠呕吐""子病""病儿""阻病"等。

本病相当于西医学的妊娠剧吐，是妊娠早期较常见的症候之一，治疗及时，护理得法，多数患者可迅速康复，预后大多良好。

2. 病因

脾胃虚弱、肝胃不和、痰湿阻滞，致使孕妇冲气上逆、胃失和降，从而出现妊娠恶阻。

3. 药膳食疗

（1）生姜橘皮饮

食材与药材：生姜 10 克，橘皮 10 克，红糖适量。

烹调方法：生姜、橘皮加红糖调味，煮成糖水作茶饮。

（2）白糖米醋蛋

食材与药材：鸡蛋 1 个，白糖 30 克，米醋 60 克。

烹调方法：将米醋煮沸，放入白糖调溶，打入鸡蛋，熟后全部服食。

（3）蜜饯柠檬

食材与药材：鲜柠檬500克，白糖适量。

烹调方法：鲜柠檬500克去皮、核，切小块，放入锅中加250克白糖浸渍24小时，再以小火煨熬至汁液耗尽，待冷再拌入少许白糖即可食用。

（4）陈皮炒鸡蛋

食材与药材：鸡蛋2个，陈皮、生姜各15克，葱2条，食盐适量。

烹调方法：陈皮用冷水浸软，洗净，切细丝；生姜去皮，洗净，磨浆或榨汁；葱去须根，洗净，切粒。把鸡蛋打破、去壳，搅拌成匀浆，再加入姜汁、陈皮丝、葱粒、食盐，调匀，武火起油锅，下鸡蛋炒至刚熟即可。随量食用。

（5）韭菜姜汁方

食材与药材：韭菜、生姜各200克，白糖适量。

烹调方法：将韭菜、生姜切碎，捣烂取汁，用白糖调匀后饮汁。

（6）芫荽鱼片汤

食材与药材：鲜芫荽50克，鳙鱼肉100克，鲜紫苏叶、生姜各10克，食盐、酱油适量。

烹调方法：鲜芫荽洗净切碎，鲜紫苏叶洗净切细丝，生姜去皮切细丝，鳙鱼肉洗净切薄片，用适量食盐、生姜丝、紫苏叶丝、酱油拌匀，腌制约10分钟。锅内放适量清水煮沸，放入腌制过的鱼片，文火煮到刚熟，加入芫荽和适量食盐即可。随量饮用。

（7）盐腌黄皮果

食材与药材：新鲜黄皮果250克，食盐、白糖适量。

烹调方法：将黄皮果洗净，加盐腌制，晒干备用。取黄皮果干约20

克/次，清水1碗半煮至1碗，去渣，加白糖调味服。

（8）甘蔗生姜饮

食材与药材：甘蔗汁、鲜生姜汁各10克。

烹调方法：甘蔗汁、鲜生姜汁冲和即可。每隔片刻呷服少许。

（9）鲜芹菜根汤

食材与药材：鲜芹菜根10克，甘草15克，鸡蛋1个。

烹调方法：鲜芹菜根、甘草先煎汤，水沸后打入鸡蛋冲服。

4. 饮食禁忌

宜：少食多餐，食用易消化吸收的食物，宜流质食物，食前宜用姜汁滴舌或先含陈皮梅等。

忌：食用刺激性过大以及过于油腻、生冷或辛辣的食品。

5. 穴位按摩

①按揉内关、足三里、太冲等穴，每个穴位按揉30下，每日3～4次，手法宜轻柔。

②用小鱼际按揉上腹部，每日按揉3～4次，每次2分钟，手法宜轻柔。

6. 耳穴压豆

选用穴位：耳部肝、胃、脾、内分泌穴等反射穴位。

先在上述穴位上找出敏感点，耳郭常规消毒后，将粘有王不留行籽的方形胶布贴压于敏感点上，按压，以耳部胀麻热痛感为度。每日按压3～4次，每次2分钟左右，每次贴压双耳，或交替使用。根据病情隔3～5日换贴1次。

7. 穴位贴敷

药物组成：生姜、姜半夏、砂仁、陈皮、竹茹、紫苏梗、木香等。

操作要点：将以上药材研磨成细末，用姜汁或蜂蜜调和为软膏，然后将软膏适量涂抹在敷贴胶布上，制成穴位贴敷。一般选取内关、中脘、足三里穴，双侧交替使用，每日1次，贴敷时间4～6小时。若皮肤敏感，可观察皮肤状态适当减少贴敷时间。

8. 预防调护

①孕早期饮食应少食多餐，以瘦肉、鱼类、蛋类、面条、牛奶、豆浆、新鲜蔬菜和水果为佳。可多选择孕妇平常喜欢吃的食物，但不宜食用油腻、油煎、炒、炸、辛辣刺激等不易消化的食物。清晨呕吐厉害者可食较干的食物，如烤馒头片、面包干、苏打饼干、甜饼干等，可以减少呕吐。进食时，可将饮食中的固体食物与液体食物分开，在正餐吃完后，隔段时间再喝水或喝汤。除主餐外，可另加2～3餐辅食，少食多餐。

②保持心情舒畅，切勿过怒过悲，避免情绪大幅度波动，可适当参加娱乐活动。

③注意休息，每日保证充足的睡眠，保持室内空气流通，温度适中，不宜过冷或过热。

④当妊娠呕吐不得缓解甚至逐渐加重时，应及时去医院治疗，不要因为对早孕期用药安全性存在顾虑而讳疾忌医。

（六）胎漏

1. 概述

胎漏指妊娠期间阴道出现少量出血，时下时止，或淋漓不断，而无明显腰腹酸痛或小腹下坠者，属中医学"胞漏"或"漏胎"范畴。

2. 病因

其一，孕妇既往体弱，或饮食劳倦伤及脾胃，或久病伤气，气虚冲任不固，致胎漏下血；其二，孕妇素体阳盛，或外感邪热，或七情内郁化热，或阴虚内热，热扰冲任迫血妄行，发为胎漏。气虚与血热是导致妊娠期胎漏的主要原因。

3. 药膳食疗

（1）乌鸡人参汤

食材与药材：乌鸡 1000 克，鹌鹑蛋 200 克，高丽参 5 克，天门冬 10 克，料酒 10 克，盐 5 克，大葱 5 克，姜 5 克。

烹调方法：将乌鸡除去内脏、洗净，再把切薄片的高丽参及天门冬放进乌鸡腹内，注入沸水，以鸡全部浸没为度，用小火炖 2 小时。鹌鹑蛋煮熟、去壳，待鸡快炖好时，放入鸡的四周，加上料酒、精盐、葱段和姜片调味后再炖一下即可。

应用范围：补肾健脾、养血安神、生津止渴。

用法用量：每周 2 ～ 3 次。

（2）苎麻根鲈鱼汤

食材与药材：苎麻根 30 克，鲈鱼 250 克，盐少许。

烹调方法：鲈鱼宰杀洗净后切片，苎麻根洗净，用砂锅加水同煮至鲈鱼熟透，出锅前加入少量盐调味即可。

应用范围：补肝益肾、健脾温胃、安胎止血。

用法用量：每周 2 ～ 3 次。

（3）桑寄生大枣茶

食材与药材：桑寄生 30 ～ 50 克，大枣 3 ～ 6 枚，鸡蛋 2 个，冰糖少许。

烹调方法：桑寄生用清水泡一下，洗去尘土；大枣洗净去核；鸡蛋连壳一起置汤锅，加水 800 毫升，文火煎煮约 30 分钟，煎至 300 ～ 400 毫升，可加冰糖少许，饮汤吃蛋。

应用范围：桑寄生补肾养血，并有安胎之功；大枣补血。适用于妊娠期肾虚、眩晕心悸、有小腹空坠、隐隐作痛或孕期贫血者。

（4）杜仲煨猪肾汤

食材与药材：杜仲 20 克，猪肾 1 只，食盐少许。

烹调方法：将猪肾对半剖开，去筋膜，用椒盐水淹浸除腥气，然后与杜仲同置砂锅中，加水煨熟即可。食肾饮汤。

应用范围：猪肾补肾精；杜仲补肝肾、强筋骨、安胎。

用法用量：以上为 1 次剂量，每日 2 次，7 日为 1 个疗程。

4. 穴位按摩

点揉断红穴：断红穴位于手背部，当第 2、第 3 掌骨之间，指端下 1 寸，握拳取之。点揉另一手的断红穴，换另一手的拇指，同样点揉前手的断红穴，以感酸胀为宜，各重复 30 次。

5. 穴位贴敷

杜仲、补骨脂、阿胶、艾叶各等分，共研细末，以蜜糖调成膏状，制成直径 2 厘米的圆饼，贴敷神阙穴上，4～6 小时取下，每日 1 次，10 日为 1 个疗程。

6. 艾灸

选用穴位：隐白、足三里。

定位：隐白，在足大趾末节内侧，距趾甲角 0.1 寸；足三里，在小腿前外侧，犊鼻下三寸，距胫骨前缘 1 横指（中指）。

操作：先灸足三里，再灸隐白。每穴灸约 20 分钟，以局部皮肤潮红为度。每日 1 次。

7. 五行音乐疗法

五行音乐疗法是以中医传统的阴阳五行理论和五音对应，用角、徵、宫、商、羽五种不同调式的音乐来治疗疾病。针对胎漏患者，可以结合去火五行音乐疗法来缓和、克制浮躁情绪。

选乐：选择作曲家石峰谱曲的《中国传统五行音乐》，以角调式和羽调式作为倾听音乐。

施乐：采用子午流注择时法，在每天中午时段（11：30～13：30）倾听角调式乐曲；在傍晚时段（17：30～19：30）倾听羽调式乐曲。每次施乐时间为30分钟，一天共计60分钟。音乐设备采用统一的专用音乐播放器及配套耳机。在施乐期间，禁止探视和电话等干扰，保证施乐的连续性和环境的安静性。音量统一设定在50～60分贝，具体以患者感觉舒适为宜。整个疗程持续30天。患者在欣赏曲目时可闭目养神，全身放松，也可随着乐曲的节奏和旋律自行调整呼吸，或者展开相关的冥想使身心更加放松。

8.中药足浴

予固肾安胎健脾安神中药足浴方。

方剂组成：菟丝子20克，桑寄生18克，党参22克，杜仲20克，白术20克，续断18克，补骨脂22克，淫羊藿24克，山药20克。

操作：诸药加入5000毫升水煮沸，将沸水晾至38～43℃，后浸泡双足，每次泡30分钟，每日睡前1次，10日为1个疗程。视恢复状况决定是否进行下一个疗程的治疗。

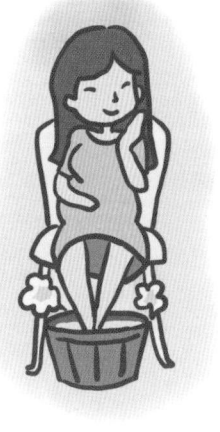

孕期足浴

9.耳穴压豆

选用穴位：耳部心、肾、肝、脾、神门、皮质下等反射穴位。

先在上述穴位上找出敏感点，耳郭常规消毒后，将粘有王不留行籽的方形胶布贴压于敏感点上，按压，以耳部胀麻热痛感为度。每日按压3～4次，每次2分钟左右。每次贴压双耳，或交替使用。根据病情隔

3～5日换贴1次。

10. 预防调护

①妊娠前提倡进行优生优育检查，若有其他易影响妊娠的疾病，应先治愈疾病再考虑妊娠。孕期定期做好产前检查。

②妊娠期间孕妇应作息规律，保证充足的睡眠。注意保暖，及时添加衣服，防止外感时邪。不可劳累，应避免高强度运动或者重体力劳动。

③妊娠期节制房事，有出血症状者禁止房事，多卧床休息。注意外阴清洁，每天可用温水清洗外阴，勤换内裤。

④饮食清淡有营养，荤素搭配合理，同时养成良好的排便习惯，避免便秘加重病情。

⑤保持心情愉悦，避免精神刺激，学会自我调节情绪，安心养胎。

⑥孕期谨慎用药，如需用药，要在医生指导下使用。避免接触X射线、放射性物质，以及铅、二甲苯、苯、汞、甲醛等可能导致胎儿畸形及流产的有害因素。

（七）胎动不安

1. 概述

胎动不安是指妊娠期出现腰酸腹痛、胎动下坠或阴道流血的病症。本病类似于西医的先兆流产，开始时症状较轻，若病情逐渐加重，可出现阴道流血持续不止或流血量增多，以致流产。

2. 病因

胎动不安的主要机理是冲任气血失调，胎元不固，由气血虚弱、肾虚、血热或外伤所致。气血虚弱者伴见神疲乏力、眩晕心悸；肾虚者伴见腰膝酸软、眩晕耳鸣；血热者伴见面红心烦、身热夜甚、口干不欲饮；

外伤者多有直接或间接外伤史。

3. 药膳食疗

（1）杜仲寄生鸡汤

食材与药材：炒杜仲 50 克，桑寄生 25 克，老母鸡 1 只，盐适量。

烹调方式：老母鸡剁成块，在沸水中焯过，去掉血水备用。将炒杜仲、桑寄生、鸡块一起放入锅中，先用大火煮沸，然后转为文火继续煮 25 分钟左右，快要熟时，加入盐调味即可。

应用范围：杜仲有补肝肾、调冲任、固经安胎的功效。桑寄生也是一味补肾安胎的良药。两者搭配同用，对肝肾亏虚、下元虚冷引起的妊娠出血、先兆流产以及习惯性流产均有疗效。

用法用量：每日 2 次，连服 5 ～ 7 日。

（2）白术大枣粥

食材与药材：大米 100 克，白术、大枣各适量，白糖适量。

烹调方式：大米加清水大火煮开，再加入白术、大枣煮至浓稠状，调入白糖拌匀即可。

应用范围：白术有健脾补气、安胎的功效，可治疗气虚引起的胎动不安、胎漏下血症。大枣益气补血。大米健脾养胃。三者同用，可加强补气安胎之功效，对气血亏虚引起的先兆流产有较好的食疗效果。

用法用量：常食有效。

（3）黑豆菟丝子糯米粥

食材与药材：黑豆 50 克，菟丝子 30 克，糯米 100 克。

烹调方式：菟丝子用纱布包好，与黑豆、糯米一同加水煮粥，顿服或分次吃。

应用范围：补肾益气安胎，主治先兆流产、习惯性流产。

用法用量：每日 1 次。

（4）党参杜仲糯米粥

食材与药材：党参、杜仲各 30 克，糯米 100 克。

烹调方式：党参、杜仲用纱布包好，与糯米加水同煮粥吃。

应用范围：补肾安胎，主治肾虚型先兆流产、习惯性流产。

用法用量：每日 1 次。

（5）南瓜粥

食材与药材：南瓜、粳米各 30 克，饴糖适量。

烹调方式：南瓜切丁，与粳米、饴糖同煮成南瓜粥。

应用范围：益气，主治气虚先兆流产。

用法用量：常食有效。

（6）苎麻根糯米粥

食材与药材：鲜苎麻根、糯米各 100 克，大枣 10 枚。

烹调方式：苎麻根加适量的水煎取汁，加糯米、大枣一起煮。

应用范围：补气、清热、安胎，主治血热型先兆流产。

用法用量：每日 1 次。

（7）莲子龙眼山药粥

食材与药材：莲子（去心）、龙眼肉各 50 克，山药粉 100 克。

烹调方式：莲子、龙眼肉用小火煲汤，加山药粉煮粥。

应用范围：益气健脾，主治习惯性流产，可作怀孕后的保胎食疗方。

用法用量：每日 1 ～ 2 次，连服 10 日。

（8）阿胶奶

食材与药材：阿胶、白糖各 15 克，鲜奶适量。

烹调方式：阿胶、白糖入炖盅，加开水适量，炖盅加盖煮至阿胶烊化，入鲜奶调匀，趁热喝。

应用范围：养血安胎，主治血虚型先兆流产。

用法用量：每日 1 次。

（9）大枣鸡蛋汤

食材与药材：大枣 5 枚，鸡蛋 2 个。

烹调方式：大枣放水中煮，将熟时把鸡蛋打入汤中，煮至蛋熟，吃蛋喝汤。

应用范围：益气养血，主治气血不足型先兆流产。

用法用量：每日 1 次。

4. 穴位按摩

①按压隐白穴：隐白穴在足大趾末节内侧，距趾甲角根旁 0.1 寸（指寸）。取坐位，用拇指指端点按隐白穴 3 分钟，两足交替。

②按揉地机穴：地机穴在小腿内侧内踝尖与阴陵泉连线上，阴陵泉下 4 横指（即 3 寸）处，按压有酸胀感。用拇指指腹端按揉地机穴，每侧各 2 分钟。

③按揉血海穴：血海穴位于大腿内侧，髌底内侧端上 2 寸，具有调经统血、健脾化湿的功效。用拇指指腹端按揉血海穴，每侧各 2 分钟。

④按揉百会穴：取坐位，用拇指指腹端顺时针、逆时针按揉百会穴各 100 次。

⑤睡前搓涌泉穴：于每日临睡前用小鱼际擦涌泉穴，以皮肤发热为度。

⑥掌摩法：取仰卧位，用掌摩法顺时针、逆时针按摩关元穴、气海穴各 60 下。

5. 耳穴压豆

选用穴位：耳部心、肝、脾、肾、神门、内分泌等反射穴位。

先在上述穴位上找出敏感点，耳郭常规消毒后，将粘有王不留行籽的方形胶布贴压于敏感点上，按压，以耳部胀麻热痛感为度。每日按压

3～4次，每次2分钟左右。每次贴压双耳，或交替使用。根据病情隔3～5日换贴1次。

6.预防调护

①合理起居：孕妇出现胎动不安症状时，首先应嘱咐孕妇注意卧床休息。居室应安静，保持新鲜空气流通，家庭成员勿在居室内抽烟。同时严禁性生活、避免重复的阴道检查、减少下蹲动作、避免颠簸和振动，以防病情加剧。

②调摄情志：孕妇在发病时常常会产生焦虑、恐惧、紧张、不安等不良情绪，可进一步加重病情，因此，要保持心情舒畅，以使胎安。

③调理饮食：孕妇要加强营养，食物要富于营养而又易消化，避免进食辛辣助热之品，注意饮食卫生，防止肠道感染，以免发生腹泻而引起流产。

④防止便秘：孕妇要多饮水，多吃新鲜蔬菜及水果，尤其是含粗纤维丰富的食物，保持大便通畅，防止便秘，减轻腹压，以免便秘时腹压增高而引起流产。

⑤睡前温水泡脚：温水泡脚可以起到刺激脚底穴位、加速血液流动的作用，有助于安胎，但时间和温度要适宜。

⑥注重食疗：中医食疗药膳方，尤其是药粥对本病有很好的防治效果。有先兆流产或习惯性流产征兆者，妊娠后可根据饮食习惯及爱好选用如杜仲寄生鸡汤、枸杞二肚汤、阿胶粥等。

第三章
分娩及产后中医调护

一、分娩期中医调护

（一）起居

> 戒房事，劳逸适度。调情志，静心养神。
>
> 避外邪，谨慎起居。勤梳洗，宽松服饰。
>
> 慎用药，谨防致畸。

《胎产心法》述："古者妇人有孕，即居侧室，令老妪伴宿，不与夫接……"妊娠早期（前3个月）及晚期（7个月后），应戒房事，以免损伤冲任、胞脉，引起胎动不安或堕胎、小产，或者因病邪内侵而影响到母体的脏腑气血功能。《增补大生要旨》云："胎前感冒外邪，或染伤寒时证，郁热不解，往往小产堕胎，攸关性命。"妊娠后，气血聚于胞宫以养胎元，体质较平素弱，正气暂虚。若调护不慎，虚邪贼风极易乘虚而入，损及孕妇，可直接影响生产时的状态。《万氏妇人科》云："妇人受胎之后，常宜行动往来，使血气流通，百脉和畅，自无难产。若好逸恶劳，好静恶动，贪卧养骄，则气停血滞，临产多难。况行立坐卧之久，为筋骨皮肤之伤，子在腹中，气通于母，必有伤者。又勿登高，勿临深，勿越险，勿负重，少有触犯，其胎必堕。"因此，分娩晚期生活起居更要有规律，注意寒温适度。

（二）饮食

胎儿的生长发育全赖于孕妇气血的供养，而气血盈亏直接与饮食营养及脾的功能有关。特别是分娩期，胎儿的营养需求剧增，尤应重视孕妇饮食的调摄。饮食宜多食富含优质蛋白、易于消化的食物。食物品种宜多样化，避免种类单一而营养摄入不均衡。应选择富含蛋白质的肉类、蛋类、豆类，以及含大量维生素和纤维的蔬菜、水果等。不可过食生冷，不可暴饮暴食，以防损伤脾胃运化功能。忌食辛辣与肥甘厚腻之品，以防生热伤阴，损及胎元。此外应戒烟、酒，避免吸入"二手烟"。《女科秘要》曰："宜谨饮食。苟忽略不知避忌，伤胎甚易。大约宜淡薄不宜肥浓，宜轻清不宜重浊，宜甘平不宜辛热，宜温补不宜耗散……"即孕妇的饮食宜丰富营养且易消化，以维持母体及胎儿的需要，但饮食不可过饥过饱，不可多食辛辣之品，以免助湿生热于胎儿不利。

（三）药膳

（1）阿胶粥

食材与药材：阿胶 30 克，糯米 50 克，大枣 5 枚，红糖适量。

烹调方法：将糯米淘净，大枣去核，入砂锅，加水适量，中火煮至米熟烂成粥。粥成后放入阿胶，继续用小火加热。待阿胶烊化后加入适量红糖。

应用范围：益气固摄、养血止血，适用于防治产后气虚、恶露不止。

用法用量：每日 1 ～ 2 次。

（2）芝麻粥

食材与药材：芝麻 15 克，莲子 20 克，粳米 100 克。

烹调方法：芝麻洗净，用文火炒黄后研成粉末备用。粳米和莲子洗净，加入适量水煮粥，熟后撒入芝麻，搅拌均匀可食用。

应用范围：补气血、益气力。

用法用量：早晚各 1 次。

（3）山药扁豆粳米粥

食材与药材：山药 50 克，白扁豆 30 克，粳米 100 克。

烹调方法：将山药洗净切成丁，粳米、白扁豆洗干净后与山药一起炖煮，煮烂即可服用。

应用范围：补益脾胃、调中固肠，适用于脾胃气虚引起的便溏、消瘦者。

用法用量：可作早餐食用。

（4）大枣炖猪肘

食材与药材：大枣 12 枚，水发大豆 300 克，猪肘 400 克，生姜、葱、盐、冰糖、红糖、黄酒适量。

烹调方法：大枣洗净，猪肘去净毛，生姜去皮切片，葱洗净捆成小把。锅内加水烧开后入猪肘、黄酒，用中火煮至血水净，捞起冲净。把猪肘放入盅内，加入生姜、葱、大枣、大豆、冰糖、红糖、盐和清水，加锅盖，入蒸屉隔水蒸 2 小时，去掉姜、葱即可。

应用范围：补胃健脾、补气血，适用于阴虚气弱、乏力、口干等临产症，有助于产后恢复。

用法用量：每日 1 次。

（5）大枣羊肉汤

食材与药材：优质羊肉 350 克，大枣 100 克，红糖 100 克，黄芪 20 克，当归 15 克。

烹调方法：将羊肉、大枣、黄芪、当归加 1000 毫升水一起煮，煮至 500 毫升后，倒出汤汁，分成 2 碗，加入红糖调服。

应用范围：益气养血、镇静安神。

用法用量：在临产前 3 天开始早晚服用。

（四）情志

孕妇的精神状态不仅直接影响母体的气机畅通、身心健康，而且影响胎儿的生长发育及娩出。如果产妇分娩时精神极度紧张，心理负担很重，肌肉也会绷得很紧，导致产道不容易撑开，宝宝不能顺利出来。这不仅让产妇自身疼痛更厉害，还有可能造成难产、滞产，更严重的还会发生产后大出血等现象。

因此，产妇产前的精神状况和分娩顺利与否有很大的关系。所以，产妇要对分娩的过程提前进行详细的了解，这样可以有效地减少对分娩的恐惧。产妇还应心情舒畅，保持乐观的心境，情绪稳定，避免被惊恐、哀思、焦虑、愤怒等不良情志所伤。

二、产褥期中医调护

（一）起居

产妇休养的环境必须清洁、安静、明亮，空气流通，温度及湿度适中，冬天预防感冒，夏天预防中暑。《景岳全书》指出："产妇产室，当使温凉得宜。若产在春夏，宜避阳邪，风是也。产在秋冬，宜避阴邪，寒是也。故于盛暑之时，亦不可冲风取凉，以犯外邪。"《胎产指南》记载："七日内，毋劳洗以劳神，毋勉强早起，以冒风寒。产后月之内，毋多言，劳女工。产后暑月，毋用冷水洗手足。产后遇大寒月，用小衣烘热，常温腹内，冷则块痛久，虽药不行。"《诸病源候论》提出产后调护禁忌："产后血气伤竭，为内极七病，则旧方所云七害也。一者害食，二者害气，三者害冷，四者害劳，五者害房，六者害任，七者害睡。皆产时伤动血气，其后虚极未平复，犯此七条，而生诸病。"《千金要方》云："凡妇人皆患风气，脐下虚冷，莫不由此，早行房故也。"即使在夏季也不能贪凉，"凡妇人因暑月产乳，取凉太多，得风冷，腹中积聚，百病竞起，迄至于老，百方治不能瘥"。因此，产妇应冷暖适宜，防避外邪；起居有常，劳逸结合；调节情志，节制饮食；清洁外阴，禁忌房事。产后宜温，穿衣以合身舒适为度，保暖适中。

（二）饮食

在食物的选择上，《素问·脏气法时论》提出"五谷为养，五果为助，五畜为益，五菜为充，气味合而服之"的配合方案。《千金要方》云："凡产妇慎食热药、热面，食常识此。饮食当如人肌温温也。"产妇应根据平衡膳食与个体差异的原则，摄入尽量多的种类，少食多餐。因为营养缺乏可直接导致乳汁不足和乳汁质量下降；营养过剩则可能导致产妇肥胖或糖尿病。注意尽量少吃偏寒凉的食物，尤其是脾胃虚弱的产妇。

产褥期指的是产妇分娩后至恢复到孕前状态所需的时间，一般需要6～8周。在此期间产妇要迅速恢复自身的生理机能，还要分泌乳汁、哺育新生儿。所以这期间要有足够的营养，以补偿妊娠期、分娩期的消耗，满足生殖器官康复和分泌乳汁的需要。产褥期需要的主要食物为：鸡蛋、营养汤、红糖、新鲜水果和蔬菜、米粥、面条。产妇每日吃主食500克、肉类或鱼类150～200克、鸡蛋2个、豆制品100克、牛奶250～500毫升、蔬菜500克、饭后水果1个，基本就能满足需求。产褥期食物的选择需全面均衡，各种肉食、鱼类、蛋类、蔬菜、水果、豆制品等，均无特殊禁忌，但忌生冷食物。

另外，产妇在产褥期注意多休息，保证充足的睡眠，避免过度劳累。注意保暖，避免受凉，保持心情愉悦。注意乳房卫生，避免引发乳腺炎，注意产后复查。

哺乳期饮食应清淡，少吃生冷、辛辣刺激性食物，也不要私自服用任何药物。可以多喝一些高营养、易消化的汤，比如母鸡汤、鲫鱼汤、猪蹄汤等，多吃新鲜的蔬菜和水果，保证供给充足蛋白质，多食含钙丰富的食物，饮食多样化，确保营养均衡。

（三）药膳

（1）归芪炖鸡

食材与药材：母鸡1只（宰杀去内脏），当归30克，黄芪100克，油盐适量。

烹调方法：将药材纳入鸡腹内，加水适量，炖烂，油盐调味，饮汤食肉。

应用范围：气血双补、调肾固精，适用于调补产后出血。

归芪炖鸡

用法用量：每日2次，连用5～7日。

（2）当归生姜羊肉汤

食材与药材：当归20克，生姜15克，羊肉250克，大枣10枚，油盐适量。

烹调方法：将上述食材加适量水炖熟，油盐调味，饮汤食肉。

应用范围：温中补虚、祛寒止痛，适用于产后虚弱、产后腹痛。

用法用量：每日2次，连用5～7日。

（3）阿胶枸杞粥

食材与药材：阿胶20克，枸杞子30克，粳米100克，糖适量。

烹调方法：加水适量，先煮粳米、枸杞子为粥后，加入阿胶烊化，可加糖调味，食粥。

应用范围：滋阴润燥、补气补血，适用于产后气血虚弱、腰酸乏力。

用法用量：早晚各1次。

（4）花生炖猪蹄

食材与药材：猪蹄 2 个，花生 150 克，盐适量。

烹调方法：将猪蹄除去蹄甲和毛后洗净，和花生一起放入炖锅中，加水适量，小火炖熟，加盐调味即可食用。

应用范围：滋润皮肤、补气血、通乳。

用法用量：每日 3 次，连服 3 日。

（5）黄芪炖鸡

食材与药材：黄芪 50 克，枸杞子 15 克，大枣 10 枚，母鸡 1 只（1000 克左右），生姜 2 片，盐、米酒适量。

烹调方法：黄芪、枸杞子、姜片放入滤袋内，母鸡洗净、汆烫、冲凉、切块，与大枣、装好药材的滤袋一起放锅内，加入清水，小火炖焖 1 小时后加盐、米酒即可食用。

应用范围：产后体虚、面色萎黄、乳汁过少、易出虚汗等症。

用法用量：每日 2 次，连服 5～7 日。

（6）猪蹄下乳汤

食材与药材：猪蹄 2 只，通草 6 克。

烹调方法：将猪蹄、通草共同加水煮汤。

应用范围：清热通乳，适用于产后气血虚弱，经络不调，乳汁不下。

用法用量：每日 3 次，连服 3 日。

（四）清洁卫生

产后大量排汗会污染皮肤，阴部的恶露及溢出的乳汁，也会污染皮肤。多种液体混合在一起，散发出很难闻的气味，使产妇浑身不舒服。皮肤、黏膜上积累的大量病菌也会乘虚而入，可能会引起毛囊炎、子宫内膜炎、乳腺炎等，甚至引发败血症。

产妇在产褥期里可以洗浴，保持清洁卫生十分重要。但分娩后身体的各个关节和肌肉变得较为松弛，身体很虚弱，洗浴时要注意保暖，及时吹干头发，避免着凉感冒。

研究表明，产后及时清洁身体不仅可以活血、行气，帮助产妇解除分娩疲劳，保持舒畅的心情；还可以促进会阴伤口的血液循环，加快愈合，避免皮肤和会阴伤口发生感染。经常洗浴还可加深产妇睡眠，增加食欲，使其气色好转。因此，月子里及时洗浴对产妇健康十分有益。

如果产妇会阴部无伤口及手术切口，夏天在2～3天、冬天在5～7天后即可洗浴。产后洗澡讲究"冬防寒、夏防暑、春秋防风"。在夏天，浴室温度保持常温即可，天冷时浴室宜暖和、避风。洗澡水温宜保持在35～37℃之间，夏天也不可用较凉的水冲澡，以免恶露排出不畅，引起腹痛及日后月经不调、身痛等。最好在家人帮助下淋浴，不适宜盆浴，以免脏水进入阴道。

哺乳期间可常做乳房保健，以保护乳房的泌乳功能和乳房组织的健康。哺乳期间乳头受乳汁的浸润、内衣的摩擦、婴儿吸奶时的损伤，可能引起乳头的湿疹、皲裂和继发感染。必须注意乳房保健，每次授乳前和授乳后，都应用温开水轻轻洗净乳头和乳晕，保持局部干净和干燥。授乳的次数和时间安排要有规律，应定时哺乳，两侧乳房要轮流哺乳，排空乳房内的乳汁，避免乳汁潴留引起乳房结块。注意乳房卫生和乳房保健，对产妇和婴儿都是有益的。哺乳期乳房会由胀变软，引起乳房松软、下垂甚至皮肤失去弹性，直接影响乳房的外观形象。哺乳期乳房的保养可通过热敷、适当按摩、穿合适尺寸的内衣等方法减少乳房下垂等问题的发生。喂完奶后可适当按摩。如果有乳汁淤堵、产后乳少的症状，请及时就医，咨询正规医院的医生。

（五）情志

产后多虚多瘀，情志不遂，极易因气血不畅而阻滞气机。《妇人大全良方》曰："初产时，不可问是男女，恐因言语而泄气，或以爱憎而动气，皆能致病。"忧虑、悲伤过度，则气结而血亦结，不仅会影响恶露的畅行，而且可能会导致乳汁分泌障碍等。精神过度紧张、愤怒、惊恐，则易扰动气血，导致恶露不尽、产后血晕及产后血崩等疾病。

产妇要调节情志，谨防肝郁。乳汁的分泌与精神情志因素有密切的关系。中医认为，肝喜条达，主疏泄。疏泄有度，则乳汁分泌如常。产时失血，血虚风动，肝气易郁。若加之产后情志不遂，肝失条达，疏泄失司，便可使乳汁运行受阻而产生缺乳。因此，产妇在哺乳期应保持心情舒畅，避免因情志不畅而出现乳汁不足或其他乳病。

三、产后中医康复保健

（一）抑郁防治

《医宗金鉴·妇科心法要诀》曰："产后血虚心气弱，惊悸恍惚不安宁。"又如《万氏妇人科》说："心主血，血去太多，心神恍惚，睡卧不安，言事失度，如见鬼神。"产后血虚，阴血不足，五脏失养，心气不足，神无安舍，故易发生精神恍惚、精神不振、心烦意乱等症。

产后抑郁属于中医产后情志异常、产后脏躁范畴。中医认为，产后抑郁多因体质虚弱，产时失血耗气，血不养心，心神失养；或情志过度忧愁思虑，损伤心脾；或产后元气本亏，再因劳累，气虚无力运血，败血攻心发为本病。产后抑郁以产后情绪低落为主要表现，同时有疲乏、烦躁易怒、悲伤欲哭、孤僻、失眠、厌世悲观等症状。通常于产后1周开始出现，产后4～6周逐渐明显，平均持续6～8周，甚则长达数年。

本病若不及时治疗，可能会影响夫妻关系及整个家庭的和谐，甚至产妇可能出现自杀倾向或伤害婴儿。积极预防和治疗产后抑郁并减少其不良影响，对保证母婴健康极为重要。

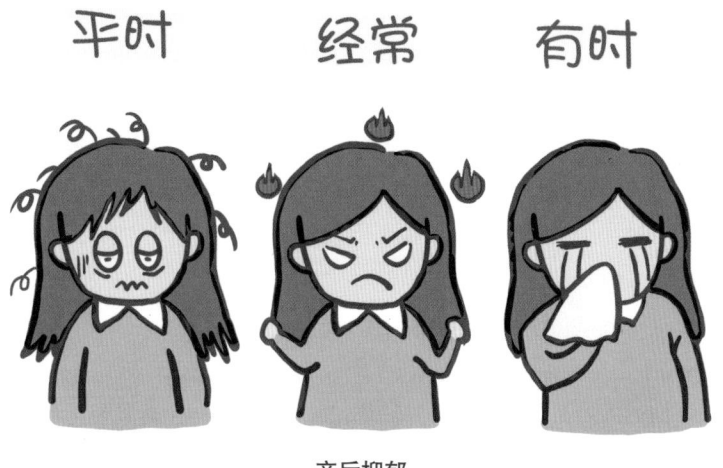

平时　　经常　　有时

产后抑郁

1. 起居

产后应保证充足的睡眠和休息，避免过劳和精神负担过重。鼓励产妇早日下床活动，早日到户外锻炼，多与人交流，避免长期单独处于室内。家属应营造良好的家庭环境，多与产妇交谈，避免其受到不良刺激。

2. 药膳

要保证营养充足，饮食宜清淡、多样化，充分调动产妇的食欲。不宜在产后盲目进补。产后气血亏虚，脾胃功能下降，过食肥甘厚味之品，易导致"虚不受补"，反而使产妇食欲下降、机体气机升降失调，因肝气郁结而加重本病。此外，应忌食辛辣刺激、荤腥油腻及煎炸、熏烤之品。

1）肝气郁结

肝气郁结导致抑郁，主要表现为产后精神抑郁、善疑多虑、胸部满闷、失眠多梦，宜食用萝卜、橙子、香橼、橘红、青皮、郁金花、玫瑰花、佛手、粳米等舒畅气机的食物。可选食如下药膳：

（1）玫瑰佛手粥

食材与药材：玫瑰花15克，佛手15克，粳米100克，白糖适量。

烹调方法：将佛手切薄片，冷水泡30分钟，入砂锅煮沸，改用小火煎成浓缩液，取汁。再加冷水，如上法煎取2次汁液，去渣。2次煎液合并，分成2份。每日早晚同玫瑰花、粳米煮成稀粥，加入白糖后服用。

用法用量：每日早晚各1次，连服5～7日。

（2）郁金花粥

食材与药材：郁金花15克，粳米100克，白糖适量。

烹调方法：将郁金花用冷水泡30分钟，入砂锅煮沸，改用小火煎成浓缩液，取汁。再加冷水，如上法煎取2次汁液，去渣。2次煎液合并，分成2份。每日早晚与粳米煮成稀粥，加入白糖后服用。

用法用量：每日早晚各1次，连服5～7日。

（3）三花饮

食材与药材：郁金花20克，金银花30克，玫瑰花15克，蜂蜜20克。

烹调方法：将郁金花、金银花、玫瑰花分别洗净，同入砂锅，加水浸透，煎煮20分钟，用纱布过滤，去渣。收取滤液放入广口杯内，待其温热时兑入蜂蜜，拌匀即可。

用法用量：每日可当茶饮。

2）心脾两虚

心脾两虚导致抑郁，主要表现为产后精神抑郁、多思善疑、心悸胆怯、失眠健忘、头昏心悸、面色无华。宜食用山药、薏苡仁、白扁豆、百合、莲子、大枣、猪心、猪脑、合欢花、粳米、浮小麦、茯神、茯苓等健脾安神的食物。可选食如下药膳：

（1）大麦大枣粥

食材与药材：甘草5克，浮小麦20克，大枣10枚，粳米50克。

烹调方法：将大枣洗净去核，其余3味洗净后与大枣同入锅中。大火煮沸后，改小火慢熬成粥。

用法用量：每日1次，可经常食用。

（2）大枣莲子粥

食材与药材：大枣30克，莲子（去心）15克，粳米200克。

烹调方法：大枣洗净去核，粳米、莲子洗净后共置锅中，加水1000毫升。大火煮沸后，改小火慢熬成粥即可。

用法用量：每日1次，连服1月。

3）气血郁滞

气血郁滞导致抑郁，主要表现为精神抑郁，性情急躁，舌质紫黯、瘀血内停。宜食用丝瓜、木瓜、核桃仁、胡桃、红花、山楂、黄酒、鹌鹑蛋等活血化瘀和解郁安神的食物。可选食如下药膳：

（1）益母草蛋羹

食材与药材：益母草30克，元胡20克，鹌鹑蛋5个。

烹调方法：将益母草、元胡洗净，入砂锅，加水300毫升，煎煮50分钟，去渣取汁。待其冷却后，打入鹌鹑蛋，搅匀，上锅蒸蛋羹。

用法用量：每日1次，连服7日。

（2）赤芍红花饮

食材与药材：赤芍15克，红花10克，蜂蜜20克。

烹调方法：赤芍、红花洗净后放入砂锅，加水适量。浸泡15分钟后，用大火煮沸，再用小火煎煮30分钟，用纱布过滤，取汁放入大碗中。待其温热时，加入蜂蜜，搅拌均匀即可。

用法用量：每日1次，连服7日。

3. 膏方

（1）疏肝解郁养心膏

药材：柴胡、川芎、香附、陈皮、益母草各100克，枳壳90克，白芍120克，茯神120克，合欢皮30克，远志20克，蜂蜜适量。

煎制方法：将药材加水煎煮2次，每次2小时，去渣取汁再入锅中，加热浓缩为清膏，加入蜂蜜收膏，装入干净的广口瓶中备用。

应用范围：适用于产后精神抑郁、情绪不宁、胸腹满闷，伴胁肋胀痛，失眠多梦者。

用法用量：每日2次，每次10克。

（2）健脾养心膏

药材：党参、益智仁、炙黄芪各150克，茯神、炒白术各120克，当归100克，酸枣仁、石菖蒲各60克，远志20克，莲子芯40克，木香20克，蜂蜜适量。

煎制方法：将药材加水煎煮2次，每次2小时，去渣取汁。再入锅中，加热浓缩为清膏，加入蜂蜜收膏，装入干净的广口瓶中备用。

应用范围：适用于心脾两虚、多思善疑、心悸胆怯、失眠健忘者。

用法用量：每日2次，每次10克。

（3）行瘀解郁膏

药材：当归、赤芍、生地黄、川牛膝各15克，川芎、桃仁各100克，红花60克，莪术、三棱各20克，桔梗、枳实各60克，绿萼梅80克，柏子仁50克，蜂蜜适量。

煎制方法：将药材加水煎煮2次，每次2小时，去渣取汁。再入锅中，加热浓缩为清膏，加入蜂蜜收膏，装入干净的广口瓶中备用。

应用范围：活血化瘀、理气解郁，适用于精神抑郁、性情急躁、舌质紫黯、瘀血内停者。

用法用量：每日 2 次，每次 10 克。

4. 中医外治

（1）外敷法

甘遂、大戟、黄连、艾叶、石菖蒲各 10 克，白芥子 6 克。共研磨成细粉，取适量酒调和后敷贴肚脐，用纱布固定。适用于癫狂患者。

（2）耳穴压豆

可选取神门穴、三焦穴、交感穴、内分泌穴、心穴、肝穴、肾穴、胆穴。先在上述穴位上找出敏感点，耳郭常规消毒后，将粘有王不留行籽的方形胶布贴压于敏感点上，按压，以耳部胀麻热痛感为度。每日按压 3～4 次，每次 2 分钟左右。每次贴压双耳，或交替使用。根据病情隔 3～5 日换贴 1 次。

（3）艾灸

艾灸穴位取内关、肝俞、脾俞、足三里。嘱患者取仰卧或俯卧位，暴露穴位，用纱布清洁皮肤，将艾灸盒置于穴位并固定，点燃艾条，插入艾灸盒，在距离穴位 1.5～3.0 厘米处熏蒸，以局部皮肤有温热感而无灼痛为宜。每穴施灸 20～30 分钟，每日 1 次。

（4）穴位按摩

按摩穴位取期门、日月、阳陵泉、行间、太冲。患者取坐位，以中指或拇指指腹点按期门、日月、行间、太冲，以拇指指尖点按阳陵泉，顺时针、逆时针各 20 下。每次 3～5 分钟，早晚各 1 次。

（5）刮痧

刮痧主要以心、肝、脾经和任督二脉及膀胱经为主，并结合有不适的某些部位。操作：按照先阳后阴、由上向下、由内向外的顺序刮痧。以出痧为宜，但也不必要强求出痧。力度以患者感到舒适为度。隔 6 天1 次。

（6）五行音乐疗法

依据中医辨证原理，给予肝郁气滞者角调式乐曲，采用生机勃勃的曲调，疏通其肝郁气滞；给予心脾两虚者宫调式乐曲，采用稳重的曲调，使其健脾养血；给予气结痰阻者角调式配合宫调式乐曲，采用生机勃勃加悠扬的曲调，使其理气化痰；给予脾虚阳盛型患者角调式乐曲，采用生机盎然的曲调，使其温补脾肾。每日 1 次，每次 30 分钟。

（二）美容保健

妇人在妊娠时出现的黄褐斑叫妊娠黄褐斑，是最常见的皮肤色素斑。《外科正宗》提到："鼾黑斑者，水亏不能制火，血弱不能华肉，以致火燥结成斑黑，色枯不泽。"中医认为，产后黄褐斑分为肝郁、脾虚、肾虚和血瘀四种类型。体质肝郁者，产后容易出现性格抑郁、情志不畅、急躁易怒等肝气不舒的症状，使气机紊乱，气机不能向上滋养面部，从而生黄褐斑，治宜疏肝理气；体质脾虚者，产后耗气，导致脾气虚，气血不能荣养面部，则生黄褐斑，治宜健脾益气、养血祛斑；体质肾虚者，生产时损伤肾精，面部不得荣润而生黄褐斑，治宜滋阴补肾；体质血瘀

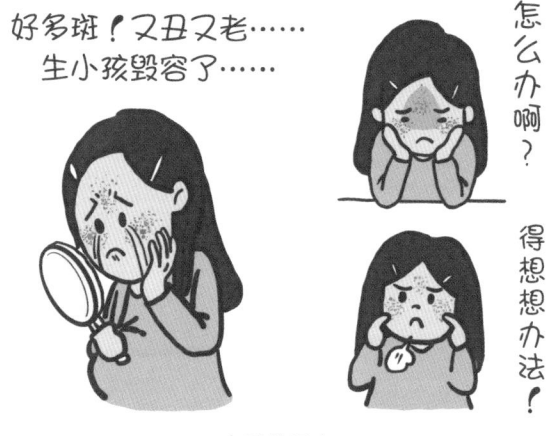

产后黄褐斑

者，产后瘀血排出不尽，阻遏气机，瘀血不去新血不生，气血不能上荣于面，则生黄褐斑，治宜祛瘀养颜。产后生活起居应有规律，避免过度劳累，保证充足的睡眠。早上起床后及晚间睡前按摩脸部皮肤5分钟，促进脸部血液循环。适当进行体育锻炼，增加到户外运动的次数，增强机体的免疫力。合理安排膳食，通过食疗调养身体。

1. 药膳

1）肝郁气滞

肝郁气滞所致的黄褐斑，主要表现为面色不华、斑色黄褐，多集中于眉弓周围及面颊部，伴有性情急躁易怒、胸胁胀满不舒、月经不调等症状。宜食用丝瓜、山楂、橘子、柠檬、野菊花、金银花、玫瑰花、郁金花等理气解郁的食物。可以选食如下药膳：

（1）锥花露

食材与药材：橘皮15克，橘红20克，金银花15克，郁金花10克，蜂蜜20克。

烹调方法：将橘皮、橘红、金银花、郁金花分别洗净，切碎，同入砂锅。加水浸透，煎煮20分钟。用纱布过滤，去渣，收取滤液放入敞口杯内。待其温热时兑入蜂蜜，拌匀即可。

（2）菊花金橘饮

食材与药材：菊花10克，金橘饼半只。

烹调方法：将菊花洗净，晾干，与切碎的金橘饼一同放入有盖的杯中，用沸水冲泡。加盖，闷15分钟即成。

用法用量：每日1次，连服7日。

（3）橙子冰糖饮

食材与药材：橙子2只，冰糖适量。

烹调方法：将橙子洗净，切成4瓣，放入盅中，加水适量，放入适量的冰糖，隔水蒸 30 分钟即成。

用法用量：每日 1 次，连服 7 日。

2）脾肾亏虚

脾肾亏虚所致的黄褐斑，表现为面斑灰褐，色斑多集中于口唇周围、鼻翼附近、面颊部及两鬓角部位，伴有脘腹胀满、腰膝酸软、头昏耳鸣、疲乏无力、四肢倦怠、失眠多梦、纳差等症状。宜食用草莓、苹果、橘子、莲子、冬瓜、西红柿、山药、大枣、百合、牛奶、鸡肉、鸡蛋、鸭肉、鲤鱼等健脾补肾的食物。可选食如下药膳：

（1）山药粥

食材与药材：山药 30 克，粳米 100 克，白糖适量。

烹调方法：将山药洗净后切成薄片，粳米淘洗干净，一同放入锅中，加适量水。用大火煮沸，改小火煮 90 分钟。成粥后加入适量白糖调匀即可食用。

（2）百合糯米粥

食材与药材：百合 30 克，大枣 10 枚，糯米 100 克。

烹调方法：先将百合、糯米、大枣洗净，同入锅中。用大火煮沸后，再用小火慢熬 90 分钟。

用法用量：每日 1 次，连服 1 月。

3）气滞血瘀

血瘀所致的黄褐斑，表现为斑色黑褐，多集中于两颊部，伴有肌肤甲错、形体羸瘦、月经失调等症状。宜食用桃子、山楂、松子、红花、红糖等活血化瘀的食物。如桃仁丹皮粥：

食材与药材：桃仁 5 克，牡丹皮 20 克，粳米 50 克。

烹调方法：将桃仁、牡丹皮洗净，同放入砂锅，加水适量。煎煮 30 分钟，去渣取汁。将粳米淘洗干净，倒入药汁中，再加水适量，小火慢熬成粥即可。

用法用量：每日 2 次，早晚服用。

2. 膏方

（1）养容膏

药材：党参、黄芪、白术各 150 克，橘皮、升麻各 40 克，当归、益母草各 90 克，白芍 120 克，白茯苓 100 克，薏苡仁 200 克，菟丝子 200 克，枸杞子 300 克，杏仁 60 克，柏子仁 60 克，白扁豆 100 克，蜂蜜适量。

煎制方法：将药材加水煎煮 2 次，每次 2 小时，去渣取汁。再入锅中，加热浓缩为清膏，加入蜂蜜收膏，装入干净的广口瓶中备用。

应用范围：健脾益气、养颜祛斑。适用于面斑灰褐、色斑多集中于周围及鼻翼附近，脘腹胀满，四肢倦怠，纳差，便溏者。

用法用量：每日 2 次，每次 10 克。

（2）活血祛瘀膏

药材：大黄、黄芩各 30 克，桃仁、杏仁各 100 克，白芍、赤芍各 120 克，干地黄 100 克，山药 200 克，炮山甲 100 克，水蛭 15 克，丹皮 60 克，红花 20 克，丹参 150 克，蜂蜜适量。

煎制方法：将药材加水煎煮 2 次，每次 2 小时，去渣取汁。再入锅中，加热浓缩为清膏，加入蜂蜜收膏，装入干净的广口瓶中备用。

应用范围：适用于形体羸瘦、面部斑色黑褐且多集中于两颊部，肌肤甲错，月经量少，面色暗者。

用法用量：每日 2 次，每次 10 克。

3. 心理调养

产妇产后常会因内分泌失调而导致体内色素沉着，脸部出现斑块。产妇对这一特殊的现象要有心理准备，不必因此而产生焦虑情绪，避免内分泌失调进一步加重。正确认识产后黄褐斑，保持心情的开朗、愉悦，有利于内分泌功能恢复正常。

4. 中医外治

（1）外敷

①白芷 150 克，柏子仁 100 克，羌活 60 克，杏仁 150 克，玄参 50 克。将上述药材研成粉末，每次取 3 克，放在手心中，以温水调匀涂于面部，可以美白滋润肌肤。

②绿豆 10 克，滑石粉 3 克，杏仁 10 克，茯苓 10 克，白附子 6 克，白芷 6 克。将上述药材研磨成粉末，混合拌匀。早上洗脸时，取约 2 克，与洗面奶混合，一起清洁脸部。经常使用可使肌肤光滑白皙，富有弹性。

③上等珍珠粉、白芷、白蔹、合欢皮、白附子、僵蚕等各适量。将上述药材研成细粉，用时取 2 克，加上黄瓜汁、蛋清或牛奶少许，调成糊状敷在面部。每周 1 次，每次 15 ～ 20 分钟。可以养护皮肤、淡化斑点，防止肌肤衰老，减少皱纹。

④白及、白附子、白芷各 6 克，白蔹、白丁香各 4.5 克，密陀僧 3 克。上述药材共研细末，每次取少许药末放入鸡蛋清调成稀膏。晚睡前先用温水浴面，然后将此膏涂于色斑处，晨起洗净。

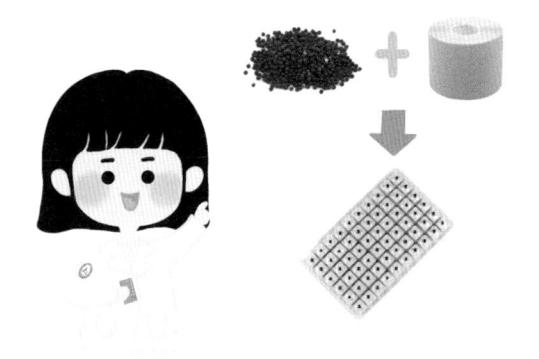

中药贴敷

（2）皮肤针疗

取阿是穴。患处常规消毒后，均匀涂抹维生素E，再用梅花针自上而下轻轻叩打，以皮肤潮红为度。隔日1次，15天为1个疗程，间隔7天再开始第2个疗程。

（3）耳穴压豆

取耳部肝、肾、肺、内分泌、皮质下、交感、神门、面颊穴等反射穴位。找出穴位后，贴压王不留行籽，以胶布固定。两耳交替治疗，隔日1次，10次为1个疗程。

（4）刮痧

先采用平刮法，沿面部肌肉纹理走向与骨骼形态，由内向外、由上而下按面部额头区、眼周区、面颊区、口唇区、鼻区、下颌区的刮痧顺序缓慢刮拭。每个部位做3～5遍，以患者面部能耐受，刮痧后面部皮肤轻微发热或潮红为度。全部刮完为1次。3～5日刮拭1次，7次为1个疗程。

（5）中药熏蒸加面部穴位按摩

选择面部经穴进行点压，可使药物经过面部经络吸收，达到调节气血、荣养颜面的目的。中药熏蒸能增加中药阴离子活性，加上面部穴位按摩，可改善面部血液循环，促进新陈代谢，提高面部的修复能力，达到局部治疗黄褐斑的目的。

药材：当归12克，川芎15克，丹参12克，熟地黄12克。肝郁气滞型加柴胡5克，赤芍9克，红花9克；脾虚型加白术9克，茯苓12克，黄芪15克；肾阴不足型加菟丝子15克，生地黄30克，柏子仁15克，泽泻12克。

上方药水煎，取汁500毫升，加入熏蒸雾化器中，清洁面部后，中药熏蒸15分钟。

面部循经（重点为阳明经穴）按摩 15 ～ 20 分钟。中药熏蒸加面部穴位按摩每周 2 次。

（三）健身美体

《素问·上古天真论》："上古之人，其知道者，法于阴阳，和于术数……不妄作劳，故能形与神俱。"指出人要顺应四时阴阳，以保养阳气，运动亦然。《素问·四气调神大论》："春三月……夜卧早起，广步于庭……养生之道也。"春季为自然界中阳气升发的季节，人们应在庭院中散步，以养人的神气。治病必求于本，本于阴阳，也就是说要通过各种途径调和阴阳以达到"阴平阳秘，精神乃治"。《素问·上古天真论》："余闻上古有真人者……呼吸精气，独立守神，肌肉若一，故能寿敝天地，无有终时，此其道生。"呼吸精气即为调息，独立守神则为调整精神意念的调心，肌肉若一则为调整身体姿态的调身，通过精神调整，结合呼吸和运动，有利于身心健康。

《素问·生气通天论》："谨和五味，骨正筋柔，气血以流，腠理以密，如是则骨气以精。"中医认为，妇女产后身体发生较大的变化，主要表现为气血骤虚，百脉空虚，腠理疏松，卫气不固，营阴不足，外邪极易侵袭而致病、循序渐进地进行。中医传统运动养生方法更是种类繁多，如太极拳、八段锦、五禽戏、六字诀等，适当体育锻炼可以舒筋活血、益气固表，促进产后身体全面恢复。

产后康复锻炼是恢复和保持健美身材的重要方法。产妇可结合自身的情况，选择适当的康复健美操。只要持之以恒，就一定会达到预期效果。大多数产妇在产后最初的一段时间里，腹部看起来像 5 个月妊娠般大，这是因为子宫依然胀大，没有完全恢复到孕前的形体。经过 3 ～ 18 个月的时间，子宫会渐渐复原。为了使形体恢复得更好，最简单、最经济、效果最好、无任何副作用的方法，就是在产后尽快做有利于锻炼腹部肌肉的美腹操。

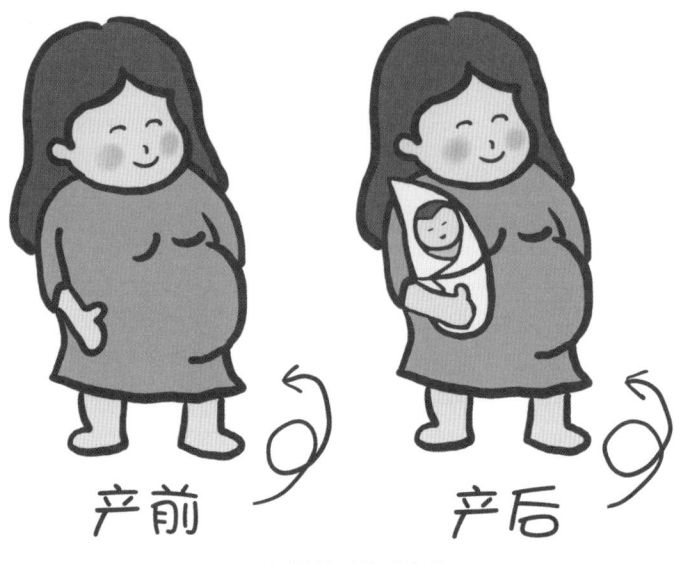

妊娠前后体重变化

可以按以下方式进行健身操：

①仰卧床上，两膝关节屈曲，两脚掌平放在床上，两手放在腹部，进行深呼吸运动，肚子一鼓一收。由幅度小到幅度大，由慢到快，连做50次左右。

②仰卧床上，两手握住床栏，两腿一齐向上跷，膝关节不要弯曲，脚尖要绷直，两腿和身体的角度最好达到90°，跷上去后停一会儿再落下来，如此反复进行，直到腹部发酸为止。

③两手放在身体的两侧，用手支撑住床，两膝关节屈曲，两脚掌蹬住床，臀部尽量向上抬，抬起后停止，保持4秒钟后落下，休息一会儿再抬。手放在身体两侧，两腿尽量向上跷，跷起来像蹬自行车一样两脚

轮流蹬，直到两腿酸沉为止。

（4）立在床边，两手扶住床，两脚向后撤，身体伸展成一条直线，两前臂屈曲，身体向下压，停两三秒钟后，两前臂伸直，身体向上起，如此反复进行5～15次。

八段锦具有柔筋健骨、养气壮力、行气活血、协调五脏六腑的功能，能缓解疲劳，改善睡眠质量，释放压力，非常适用于产后康复。

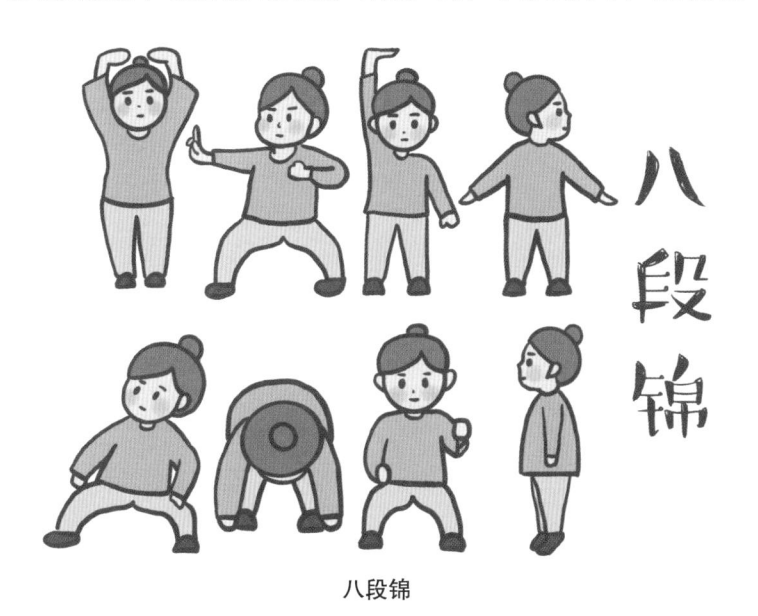

八段锦

四、产后病证中医调护

（一）产后恶露不绝

1.概述

恶露指胎儿、胎盘排出后，胞宫中残留的余血浊液，随胞宫缩复而逐渐排出，总量为25～500毫升。正常的恶露有血腥味，但无臭味，3周左右干净。产后恶露持续3周以上仍淋漓不净者，称为"产后恶露不绝"，又称"恶露不尽"。若产后子宫复旧不全或者宫腔内残留胎盘、胎膜，或合并感染，恶露时间会延长。

2. 病因

产后恶露不绝的主要病机是胞宫藏泄失度、冲任不固、血海不宁，多因气虚、血热、血瘀引起。

《诸病源候论》中"产后血露不尽候"，认为"新产而取风凉，皆令风冷搏于血，致使血不宣消，蓄积在内，则有时血露淋沥下不尽"，又在"产后崩中恶露不尽候"中云"产伤于经血，其后虚损未平复，或劳役损动，而血暴崩下……若小腹急满，为内有瘀血，不可断之，断之终不断"。据此，可归纳本病是由"风冷搏于血""虚损""内有瘀血"所致，明确了本病的病因病机，尤对血瘀提出"不可断之，断之终不断"的观点，颇有临床指导价值。《胎产心法》又指出"产后恶露不止……由于产时伤其经血，虚损不足，不能收摄，或恶血不尽，则好血难安，相并而下，日久不止"，或"火动病热"。

3. 药膳

（1）黄芪粥

食材与药材：生黄芪30克，粳米100克，陈皮3克，红糖适量。

烹调方法：黄芪浓煎取汁，加入粳米、适量水煮粥，待粥成加陈皮，稍煮，调入红糖即可。

应用范围：适用于气虚产后恶露不绝。

用法用量：每日2～3次，温热服。

（2）山楂糖水

食材与药材：山楂100克，白砂糖适量。

烹调方法：将山楂洗净捣碎，加水煎汤，入白砂糖，去渣。

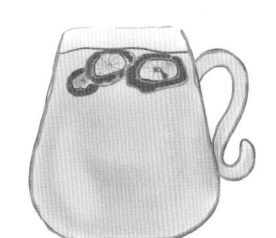

山楂糖水

应用范围：适用于血瘀之产后恶露不绝，产后腹痛。此方可能导致回乳，服用时需注意。

用法用量：每日 2 ～ 3 次，空腹温服。

（3）益母草红糖汤

食材与药材：益母草 20 克，红糖 50 克。

烹调方法：益母草加水，煎汤至 200 毫升，加红糖调味，趁热服。

应用范围：适用于血瘀之产后恶露不绝，产后腹痛。

用法用量：每日 1 剂，连服 5 ～ 7 日。

4. 穴位敷贴

将当归 24 克，川芎 9 克，桃仁 6 克，炮姜、炙甘草各 2 克，研磨成末，充分混合，再加入醋均匀混合成糊状。产妇分娩后 2 小时，取平卧位，选取气海、关元、中极、子宫穴（左右各一），取适量糊状药物贴敷，外用 3M 透明胶布固定，按摩 5 分钟。每日 2 次，每次贴敷 4 ～ 6 小时，连续治疗 3 日。

5. 穴位按摩

①双手在下腹部子宫或肚脐位置，顺时针进行环状按摩，以局部有温热酸胀感为宜。每次 5 ～ 10 分钟，连续治疗 7 日。

②按压双侧足三里、双侧三阴交和百会穴位，每次按摩 30 分钟，连续治疗 7 日。

6. 预防调护

①合理起居。冷暖适宜，防避外邪。起居有常，劳逸结合。调节情志，节制饮食。清洁外阴，禁忌房事。注意个人卫生，常更换卫生巾。

②合理饮食。饮食宜清淡而富有营养，忌食生冷瓜果及辛辣油腻之物。食用猪肝、甜点均有助于排出恶露。气血亏虚、脾胃虚弱者应多吃滋补、性温的食物，如奶类、瘦肉、龙眼肉、大枣、黑木耳等；血热者

应食清凉清淡的食物，如山药藕粥、百合、莲子、粳米粥等；瘀血内停、恶露不尽者，可以多吃鲜藕、黑木耳、山楂糕等食物。平时应禁食辛辣刺激性食物及酒类。

③加强早期妊娠检查及孕期营养调护，提倡住院分娩。

④胎盘娩出后，必须仔细检查胎盘胎膜是否完整，有无残留胎盘。如发现有宫腔残留，一般情况下应立即清宫。

⑤产后注意适当休息，注意产褥卫生，避免感受风寒。增加营养，不宜过食辛辣干燥之品。提倡做产后保健操。

（二）产后汗证

1. 概述

产后汗证包括产后自汗和产后盗汗两种。产妇产后淅淅汗出、持续不断者，称为"产后自汗"；若寐中汗出湿衣，醒来即止者，称为"产后盗汗"。自汗、盗汗均是以产褥期内出汗过多、日久不止为特点，统称为产后汗证。

产后出汗

如产妇产后汗出较平时增多，尤以进食、活动后或者睡眠为甚，是由于产后气血骤虚、腠理不密所致，可在数天后营卫自调缓解，不作病论。

产后汗证，早在汉代《金匮要略·产后病脉证治》中就有所论述，"新产血虚，多汗出，喜中风，故令病痉"，临床表现为"但头汗出"等。张仲景认为产后多汗出，不仅亡其津液，而且严重者可致阴损及阳，出现亡阴亡阳之危，他还把"多汗出"视为产后三病的病因之一。宋代《妇人大全良方》提出了"产后虚汗不止"和"产后盗汗不止"的病名，将产后汗出不止分为"虚汗"和"盗汗"两类，认为"产后虚寒（汗）不止"，因"阳气频虚，腠理不密而津液妄泄也"，并以麻黄根汤、止汗散、人参汤等治疗。清代医家多认为产后自汗、盗汗不同于内科，尤须重视产后亡血伤津的病理特点。如傅青主提出"惟兼气血而调治之"，这些理论至今对临床仍有参考意义。

2. 病因

气虚、阴虚为本病主要病因。主要病机为产后耗气伤血，气虚阳气不固，阴液外泄，阴虚内热迫汗外出。

《景岳全书》云："诸古法云自汗者属阳虚……盗汗者属阴虚……所以自汗盗汗亦各有阴阳之证，不得谓自汗必属阳虚，盗汗必属阴虚也。"对于长期盗汗者，应借助胸片，排除结核病变。隋代《诸病源候论》首列"产后汗出不止候"，指出其病因主要为产时伤血致"阴气虚而阳气加之，里虚表实，阳气独发于外"，并说明汗出不止，津液衰竭，可导致"痉"或"经水断绝"的转归。

3. 药膳食疗

（1）黄芪桂圆羊肉汤

食材与药材：黄芪 15 克，羊肉 90 克，龙眼肉 10 克，山药 15 克。

烹调方法：将羊肉用沸水稍煮片刻，捞出后即用冷水浸泡以除膻味。

用砂锅将水煮开，放入羊肉和黄芪、龙眼肉、山药同煮成汤，食时调味，可饮汤吃肉。

应用范围：补气生血、行血通痹、温中健脾、补肾壮阳，适用于产后气血不足、短气懒言、倦怠乏力、食少纳差、面色萎黄、心悸失眠等。

用法用量：每日 1 次，连服 7 天。

（2）党芪五味炖猪心

食材与药材：党参 12 克，黄芪 12 克，五味子 9 克，猪心 1 个。

烹调方法：以上原料放大碗中加水适量，隔水炖 1 小时，吃肉饮汤。

应用范围：益卫固表、滋阴敛汗，适用于产后虚弱、盗汗。

用法用量：每日 1 次，连服 7 天。

（3）糯稻根泥鳅汤

食材与药材：泥鳅 90 克，糯稻须根 30 克。

烹调方法：泥鳅宰杀洗净。清水两碗与糯稻根共煮，待水煮至 1 碗时，放入泥鳅煮汤，吃时调好味，连汤带鱼同吃。

用法用量：隔日吃 1 次，7 次为 1 个疗程。

（4）猪肚粥

食材与药材：猪肚 1 个，黄芪 15 克，人参 3 克，粳米 50 ～ 100 克，莲实 30 克，小麦、葱、食盐适量。

烹调方法：将猪肚用食盐搓洗干净，与小麦同煮至半熟，取出猪肚切细。诸药切碎，装入纱布袋，扎口，与猪肚加水同煮至熟烂，去药袋，再下米煮粥，快熟时放入葱，调味随意，喝粥吃猪肚。

应用范围：补虚损、健脾胃，适用于脾胃虚弱、虚劳羸弱、自汗。

用法用量：每日 2 次，连服 7 天。

（5）银耳大枣汤

食材与药材：银耳 30 克，大枣 20 克，冰糖适量。

烹调方法：先将银耳用温水泡发，除去蒂头，洗净后撕成小块。大枣洗净撕开，与银耳共入锅内，加水适量，用小火慢煮至银耳、大枣熟，放入冰糖调匀即可出锅食用。

应用范围：养心安神、养阴润燥、补脾益气。

用法用量：每剂分 2 次食完，每日 1 剂，连服 7 天。

4. 艾灸

《本草纲目》："艾叶，生则微苦太辛，熟则微辛太苦，生温熟热，纯阳也。可以取太阳真火，可以回垂绝元阳……灸之则透诸经而治百种病邪，起沉疴之人为康泰，其功亦大矣。"

主穴：神阙，施以隔姜灸。

配穴：足三里、百会、复溜穴，施以温和灸。

主、配穴同时进行，以局部产生温热感，皮肤出现红晕而不起疱为度。1 天 1 次，连续 3～5 天为 1 个疗程，1 次施灸 20 分钟，使施灸部位产生酸胀、压、重、痛、麻、冷等温热感觉。

5. 耳穴压豆

气虚者取耳部肾上腺、肺、内分泌等穴位，阴虚者选用耳部神门、三焦、交感等穴位。先在上述穴位上找出敏感点，耳郭常规消毒后，将粘有王不留行籽的方形胶布贴压于敏感点上，按压，以耳部胀麻热痛感为度。每日按压 3～4 次，每次 2 分钟左右。每次贴压双耳，或交替使用。根据病情隔 3～5 日换贴 1 次。

6. 穴位敷贴

①气虚者选用黄芪、五倍子、防风、白术等中药，阴虚者选用煅牡蛎、煅龙骨、白矾等中药。将药物研成粉末，调入适量蜂蜜及鸡蛋清制成饼状，放于脐部，再用医用胶布固定，维持 4～6 小时，每天 1 次，连续贴敷 10～14 天。

②用适量酸枣仁、五倍子打成粉末，用蜂蜜调成药饼，睡前外敷足底涌泉穴，用胶布固定，维持 4～6 小时，每天 1 次，连续贴敷 10～14 天。

7. 穴位按摩

取其大椎、神阙、关元、后溪穴位，每个穴位按摩 5～8 分钟，以补法为主，舒适为度，按压至穴位局部微微发胀即可。每天 1 次，连续 10～14 天。

8. 药枕法

取桂枝 1000 克，白芍 500 克，甘草 200 克，藿香 100 克，辛夷 100 克，佩兰 100 克，打成粉末，装入药芯，做成药枕外用。

9. 预防调护

①加强产后营养及适当锻炼，以增强体质，调和营卫。

②适寒温，慎起居，防外感。

③室内温度不要过高，要适当开窗通风，保持室内空气流通。出汗时要用毛巾及时擦干，勤换衣服，尤其是内衣内裤要及时更换。

④可每天用温水擦洗，避免着凉。

（三）产后身痛

1. 概述

妇女在产褥期间，肢体关节酸楚疼痛、麻木重着，称"产后身痛"，又称"产后关节痛"。关于产后身痛的论述，最早见于唐代《经效产宝·产后中风方论》，指出其因"产伤动血气，风邪乘之"所致，并列方治。明代《校注妇人良方·产后遍身疼痛方论》在前人基础上补充了"血瘀滞"与"血虚"的不同，并指出血瘀者宜补而散之，血虚者宜补而养之。

2. 病因

本病发病机理主要是产后营血亏虚，经脉失养，或风寒湿邪乘虚而入，稽留关节、经络所致。清代《医宗金鉴·妇科心法要诀》概括本病病因主要有血虚、外感与血瘀。《叶天士女科》曰："产后遍身疼痛，因气血走动，升降失常，留滞于肢节间，筋脉引急，或手足拘挛不能屈伸，故遍身肢节走痛，宜趁痛散。"总之，产后身痛的病因虽不同，但历代医家都强调产后失血多虚为发病之根本，故论治宜以养血为主。这一理论至今仍为临床医生所遵循。

血虚：产时失血过多，四肢百骸空虚，经脉关节失于濡养而致肢体麻木、疼痛。

风寒：产后百脉空虚，卫表不固，风寒湿邪乘虚而入，客于经脉、关节，瘀阻经络而疼痛。《黄帝内经》所云："风寒湿三气杂至，合而为痹也。"

血瘀：若余血未净，或气滞，或寒凝，致瘀血滞留经络，不通则痛。

肾虚：素体肾虚或产后伤肾，肾虚腰腹胞脉失养，则身痛，腰膝酸软。

3. 治疗方法

本病以内伤气血为主，而兼风寒湿瘀，临床表现往往本虚标实，治疗当以养血、益气、补肾为主，兼活血通络、祛风止痛。养血之中，应佐以理气通络之品以标本同治；祛邪之时，当配养血补虚之药以助祛邪而不伤正。本病与一般痹证不同，因产后气血俱虚，虽夹外感，也应以调理气血为主。《沈氏女科辑要笺正》云："此证多属血虚，宜滋养，或有风寒湿三气杂至之痹，以养血为主，稍参宣络，不可峻投风药。"

4. 药膳食疗

（1）当归川芎粥

食材与药材：当归20克，川芎10克，干姜6克，粳米100克，大枣 4 枚及红糖适量。

烹调方法：先将当归、川芎、干姜放入砂锅，加水适量，浓煎 40 分钟，去渣取汁，放入红糖适量备用。再将粳米、大枣一起放入砂锅，加水用小火煨煮成稠粥。然后兑进前面的浓煎药汁，拌匀，继续煮到开锅即成。

应用范围：补血活血、调经止痛，润肠通便。

用法用量：每天 2 次，分早晚服用。

（2）杜仲羊肉汤

食材与药材：杜仲 15 克，肉苁蓉 15 克，枸杞子 15 克，党参 20 克，当归 15 克，生姜 15 克，羊肉 250 克。

烹调方法：将生姜切片，羊肉切成小块，和其他 5 味中药一起放入砂锅，加水炖至羊肉熟透后即成。

应用范围：补肾壮阳、温经散寒、强身健体。

用法用量：喝汤吃羊肉，早晚空腹服用。

（3）桂圆山药栗子粥

食材与药材：桂圆 10 克，干姜 6 克，白术 15 克，甘草 6 克，山药 30 克，茯苓 15 克，去壳栗子 50 克，糯米 50 克。

烹调方法：将桂圆、干姜、白术、甘草放入砂锅加水泡透，先煎 30 分钟倒出药汁，加水再煎 20 分钟后将药汁倒出，两次药汁合在一起放在砂锅内，再放入山药、茯苓、去壳栗子、糯米，用文火炖烂成粥。

应用范围：补肾健脾、美容养颜。

用法用量：每天 2 次，分早晚服用。

5. 足浴熏洗

①艾叶 30 克，鸡血藤 15 克，杜仲 15 克，当归 15 克，桂枝 15 克，黄芪 15 克，羌活 10 克，透骨草 15 克。根据辨证，酌情加减。每日 1

剂，水煎 2 次，取汁混合，共约 2000 毫升，早晚各 1 次，药水放至温热后足浴。可温经通络。

②将独活 15 克，防风 15 克，秦艽 30 克，黄芪 20 克用纱布包好，放锅中煎煮 15 ～ 20 分钟，药水放至适当温度，洗澡、浴足或者搽身均可。

6. 灸法

（1）督脉灸

在督脉的大椎穴至命门穴范围，敷上姜泥和特制的中药粉，并在其上铺一层蕲艾绒，点燃蕲艾将其燃尽。每周 1 次，连续治疗 4 周。

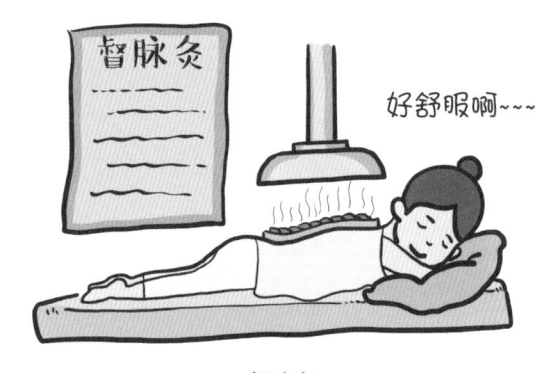

督脉灸

（2）任脉铺灸

取仰卧位，双下肢自然屈曲放于床面，使腹部肌肉保持放松，充分暴露腹部任脉腧穴，取中脘至关元段的任脉穴位。常规消毒后，将姜泥铺于上述部位，然后将准备好的艾绒搓成锥状置于姜泥上，在艾绒顶端点燃，燃烧完 1 壮艾绒后将灰烬去除，重新放上艾绒继续施灸。每次 3 ～ 5 壮，每周 1 次。

（3）悬灸

足三里、大椎、肾俞、命门穴，选取 2 ～ 3 穴施以悬灸，每穴灸

20～30 分钟，每日 1 次，注意勿烫伤。

7. 穴位敷贴

功效：益气活血化瘀、行气止痛。

药物组成：丹参 15 克，当归 15 克，红花 10 克，白芷 10 克，续断 15 克，桑寄生 15 克，淫羊藿 10 克，木香 6 克，砂仁 3 克，黄芪 15 克，肉桂 6 克，吴茱萸 2 克。

操作方法：上述各药打成粉，用温水及陈醋调制成糊状，贴于穴位处。每日 2 次，3 日为 1 个疗程。

穴位选取：神阙、气海、关元、足三里、阴陵泉、命门、血海。上臂疼明显加曲池，肩背疼加肩井、大杼，下肢疼加三阴交、承山、委中。

8. 耳穴压豆

主穴选用耳部脾、肾、肾上腺、神门、皮质下等穴位。若兼血虚型加心、肝；兼风寒型加风溪；兼湿热型加耳尖、三焦；兼肾虚型加膀胱；血瘀型加子宫。

9. 穴位按摩

①用手掌或大鱼际擦八髎穴或腰骶部，以透热为度。

②用手掌或小鱼际擦大椎穴，以透热为度。由下至上，捏脊 10 次。

③用拇指按揉足三里、三阴交、血海穴，每穴约 2 分钟。

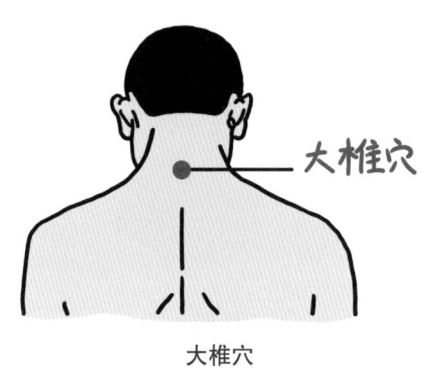

大椎穴

10. 预防调护

①本病以预防为主。应注意纠正不良姿势、习惯，如错误的喂奶姿势；避免长时间低头看手机、书籍等。

②注意产褥期护理，要慎起居，避风寒。注意颈部、四肢关节的保暖，避免居住在寒冷潮湿的环境。

③加强营养，增强体质，适当活动，保持心情舒畅。

④产后产妇应注意休息，勿过早久站或久坐、过早劳动或负重。

（四）产后乳少

1. 概述

产后乳汁甚少或全无，不足以喂养婴儿者，称"缺乳"，又称"乳汁不足""乳汁不行"。

2. 病因

乳汁多为血所化生，来源于中焦脾胃。乳汁的分泌是否通畅，主要依赖于肝的疏泄。产妇素体气血亏虚，或脾胃虚弱，复因分娩失血耗气，致气血亏虚，乳汁无源可化，固无乳可下；或因产妇产后情志不畅，肝失条达，气机不畅，乳脉不行而无乳。

《景岳全书·妇人规》："妇人乳汁乃冲任气血所化，故下则为经，上则为乳。若产后乳迟乳少者，由气血之不足，而犹或无乳者，其为冲任之虚弱无疑也。……产妇乳汁不来，其原有二：盖一因气血不足，故乳汁不来，宜用猪蹄汤，是即虚者补之也；一因肥胖妇人痰气壅盛，乳滞不来者，宜用漏芦汤之类，是壅者行之也。"

3. 药膳食疗

（1）地黄鸡

食材与药材：生地黄 250 克，乌鸡 1 只，饴糖适量。

烹调方法：将鸡宰杀去毛，去内脏，洗净；地黄洗净，与饴糖和匀，并放入鸡腹中，缝合切口，入锅中炖煮至熟烂即成。

应用范围：滋阴、补肾、填精，适用于肾阴不足乳少产妇。

用法用量：每日1剂，分次佐餐，或晚餐1次食用。

（2）当归肘子通乳汤

食材与药材：猪肘子1只，当归15克，王不留行10克，生姜、胡椒、葱头、食盐各适量。

烹调方法：将猪肘子、当归、王不留行加适量清水炖至熟烂后，加生姜、胡椒、葱头、食盐等调料即可。

应用范围：补血活血、强身通乳。适用于各种缺乳，既可补血通乳，又能强身健体。

用法用量：吃肉喝汤，每日1次，连食7日。

（3）猪蹄通草汤

食材与药材：猪蹄2只，通草15克，生姜、葱花、胡椒、食盐各适量。

烹调方法：猪蹄和通草加水1500毫升，同放入砂锅内煮至熟烂，加入生姜等调味剂再煮5分钟左右即可。

应用范围：补血、活血、催乳，适用于血虚、血瘀患者。

用法用量：吃肉喝汤，每日1次，连食3～7日。

4. 刮痧

产妇趴在床上，适当涂按摩油，用刮痧板刮肩井、大椎、天宗穴及膀胱经。

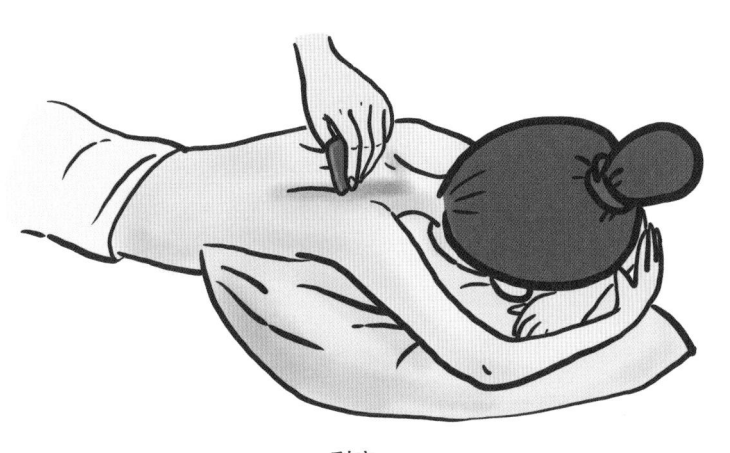

刮痧

5. 穴位按摩

①拿捏肩井穴 3～5 次，横推胸胁 3～5 遍。

②按揉膻中、乳根、乳中、乳旁各 2～3 分钟。

③拿按合谷穴各 10～15 次。

④轻柔拿捏乳头 1 分钟，和缓揉捻乳晕 1 分钟，用五指从乳根部向乳头抓梳 3～5 分钟。

⑤少泽、中脘、足三里、涌泉穴各按揉 10 次。

⑥摩擦腹部并按揉神阙穴 3～5 分钟。

6. 拔罐疗法

选用穴位：膻中、乳根，肝气郁滞加肝俞、胆俞、期门，气血亏虚加足三里、脾俞、肾俞、中脘。

施以闪罐法将火罐吸拔在穴位上，留罐 10 分钟，每日或隔日 1 次。亦可用于上穴先按摩后拔罐。

7. 预防调护

①哺乳期的女性，饮食方面应注意清淡，少吃生冷、辛辣刺激的食品，不私自服用任何药物。多喝高营养、易消化的汤，比如母鸡汤、鲫

鱼汤、猪蹄汤等。多吃新鲜的蔬菜和水果，保证摄入营养均衡。保证供给充足蛋白质，多食含钙丰富的食物。另外，建议在哺乳期注意多休息，保证充足的睡眠，避免过度劳累。注意保暖，避免受凉，保持心情愉悦。注意乳房卫生，避免引发乳腺炎，注意产后复查。

②注意乳房保健，每次授乳前和授乳后，都应用温开水轻轻洗净乳头和乳晕，保持清洁和干燥。

③喂完奶后适当按摩，如果有乳汁淤堵、产后乳少的症状请及时就医。

④加强产后营养，尤其多吃富含蛋白质和维生素的食物，以及充足的汤水。

⑤保持心态乐观、心情舒畅，适当锻炼，使气血调和。

参考文献

［1］马继兴．中医药膳学［M］．北京：人民卫生出版社，2009．

［2］彭铭泉，彭年东．中国药膳大全［M］．成都：四川科学技术出版社，1994．

［3］沈雪勇．经络腧穴学［M］．北京：中国中医药出版社，2016．

［4］李萍．中国民间孕妇饮食禁忌习俗的文化内涵［J］．襄樊职业技术学院学报，2009，8（4）：99-102．

［5］董怀丽，王桂芝，王宪贞，等．孕妇中药禁忌与护理［J］．黑龙江中医药，2004（3）：32-33．

［6］高涛．《金匮要略》"妊娠病篇"沿革与现代应用价值探讨［D］．杭州：浙江中医药大学，2016．

［7］李淑娟．孕产期营养知识百科［M］．北京：中国纺织出版社，2011．

［8］郑江明．妊娠期养生禁忌的文献与理论研究［D］．南昌：江西中医药大学，2019．

［9］张建荣，房华祥，耿新义．论《金匮要略》妊娠养胎与优生［J］．陕西中医学院学报，2002，25（6）：4-6．

［10］王凤梅，齐艳玲．《饮膳正要》中的食物种类和饮食养生［J］．广播电视大学学报（哲学社会科学版），2014（4）：90-92．

［11］邱小冬．中医胎教思想及应用的研究［D］．北京：北京中医药大学，2007．

［12］马芳芳．艾灸养生与禁忌的古代文献研究［D］．北京：北京中医

药大学，2018.

［13］陈自明．妇人大全良方［M］．天津：天津科学技术出版社，2003.

［14］许瑛，葛莉．逐月养胎法在产前保健中的应用［J］．福建中医学院学报，2009，19（3）：68-69.

［15］邓蒂斯，李宛静，雒芙蓉，等．徐之才《逐月养胎方》浅析［J］．亚太传统医药，2017，13（8）：72-74.

［16］张新伟，谢英彪．中医经典安胎养胎法［M］．南京：江苏科学技术出版社，2009.

［17］曲黎敏．黄帝内经·胎育智慧［M］．武汉：长江文艺出版社，2010.

［18］王惟恒，黄芳．中医经典母婴安康方略［M］．南京：江苏科学技术出版社，2009.

［19］毛文静，沈劼．古代中医孕期养胎理论与特色［J］．中医文献杂志，2018，36（5）：8-10.

［20］毛文静，沈劼．《金匮要略》妇科病治疗特色及养胎理念［J］．中医文献杂志，2018，36（3）：32-34.

［21］胡峥，尹建平．《千金方》养胎防病思想研究［J］．中医药导报，2019，25（15）：13-15.

［22］孟红丽．浅谈中医在孕期养胎保健中的作用［J］．医药卫生，2017，2（7）：238，275.

［23］郭红娟．妊娠期食疗保健的中医文献研究［D］．扬州：扬州大学，2011.

［24］容小翔．孕妇进补药膳五款［J］．山东食品科技，2002（12）：17.

［25］王和亿．孕妇饮食调养食谱——益气安胎［J］．烹调知识，

2011（7）：62-63.

［26］许月萍．妊娠恶阻患者的情志护理和饮食调护［J］．护理与康复，2009，8（2）：147-149.

［27］马景，张来，何嘉琳，等．中药联合情志疗法在早期先兆流产合并心理障碍中的应用［J］．浙江中西医结合杂志，2018，28（5）：408-410.

［28］周茹，马倩．妊娠期孕妇运动行为认知研究进展［J］．全科护理，2016，14（11）：1095-1098.

［29］张玉珍．中医妇科学［M］．北京：中国中医药出版社，2007.

［30］王启才．针灸治疗学［M］．北京：中国中医药出版社，2007.

［31］史锁芳．妇科病调养食方［M］．南京：江苏科技出版社，2008.

［32］郭力，李廷俊．产后疾病预防与调养［M］．北京：中国中医药出版社，2016.

［33］王亚丽．产后养生中医古代文献整理研究［D］．南京：南京中医药大学，2016.

［34］潘诗霞．传统产后调护理论与方法的文献研究［D］．北京：北京中医药大学，2018.

［35］张玉苹，张聪．妇女产后的中医调护体会［J］．河北中医，2014，36（6）：921-922.

［36］于莉英，王旭东．中医产后养生方法概述［J］．中华中医药杂志，2015，30（12）：4245-4247.

［37］苟雪．关于中医产后养生方法的探讨［J］．现代养生，2017（12）：162-163.

［38］陈卉华，马艾菲，温佩文，等．中医产后养生理论初探［J］．中国中医基础医学杂志，2008，14（8）：625-626.

［39］郭雅丽，许钦燕，王钦茂．产后虚弱的药食调护体会［J］．中国民族民间医药，2008（10）：39.

［40］许小妍．产褥期抑郁症的治疗探讨［J］．中医杂志，2011，52（11）：986-987.

［41］陈梅，莫丽霞．艾灸治疗产后汗证的疗效观察［J］．护理实践与研究，2015，12（8）：144-145.

［42］唐信红．浅述产后汗证及相关治疗［J］．现代医学与健康研究电子杂志，2017，1（6）：168.

［43］李艳平．耳穴埋豆联合生化汤预防产后血瘀型恶露不止的效果观察［J］．中国妇幼保健，2018，33（21）：4835-4837.

［44］郭兰中，张玫桦，王俏玲．中药穴位贴敷对产后子宫复原及产后恶露的影响［J］．山西中医，2019，35（1）：47-48.

［45］胡梦云，詹明洁，王施慧，等．灸法治疗产后身痛临床辨经取穴规律研究［J］．中国中医基础医学杂志，2019，25（3）：361-363.

［46］沈玲明．督脉灸治疗肾阳亏虚型产后身痛48例［J］．浙江中医杂志，2019，54（6）：446.

［47］王婧，石婷婷，李楠，等．中医熏蒸治疗风寒型产后身痛的临床疗效观察［J］．实用妇科内分泌电子杂志，2019，6（17）：32-33.

［48］霍艳丹，鹿卿．七步砭石通乳法治疗产后乳少的应用心悟［J］．实用中医内科杂志，2019，33（10）：83-85.

［49］单春艳．推拿手法治疗产后缺乳探讨［J］．中国误诊学杂志，2010，10（31）：7668.